戴淑凤
怀孕分娩专家指导

北京大学第一临床医学院教授
中国优生科学协会、中国优生优育协会理事 | **戴淑凤**◎著

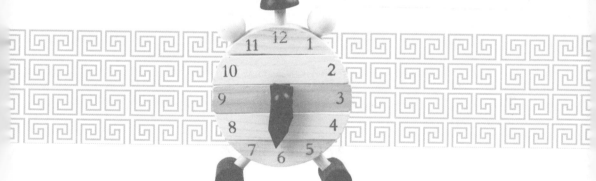

中国妇女出版社

图书在版编目（CIP）数据

戴淑凤怀孕分娩专家指导 / 戴淑凤著. —北京：
中国妇女出版社，2015.5

ISBN 978-7-5127-1013-9

Ⅰ.①戴… Ⅱ.①戴… Ⅲ.①妊娠期—妇幼保健—基
本知识②分娩—基本知识 Ⅳ.①R715.3②R714.3

中国版本图书馆CIP数据核字（2014）第292970号

戴淑凤怀孕分娩专家指导

作　　者：	戴淑凤　著	
责任编辑：	陈经慧	
封面设计：	尚视视觉	
责任印制：	王卫东	
出版发行：	中国妇女出版社	
地　　址：	北京东城区史家胡同甲24号　　邮政编码：100010	
电　　话：	（010）65133160（发行部）　65133161（邮购）	
网　　址：	www.womenbooks.com.cn	
经　　销：	各地新华书店	
印　　刷：	北京集惠印刷有限责任公司	
开　　本：	170×240　1/16	
印　　张：	19	
字　　数：	228千字	
版　　次：	2015年5月第1版	
印　　次：	2015年5月第1次	
书　　号：	ISBN 978-7-5127-1013-9	
定　　价：	39.80元	

序

　　也许因为我是学医的，又当了多年儿科大夫的缘故吧，所以对儿童有一种特殊的很难用语言表达的情感。宝宝的孕育、出生、成长的过程，宝宝那憨态幼稚的笑、抑扬顿挫的哭，小拳头的振臂挥舞、小脚丫的胡乱蹬踹，以及顽皮的恶作剧，对我来说，都是歌、是舞、是诗、是画，是向往实践创造的开始，是面对生活、迎接挑战的尝试。冰心先生曾说，哪里有儿童，哪里就有歌声，有笑声，有光明，有希望。我也从儿童的稚趣里看到了心地清纯和未来的灿烂，有时梦中被儿童包围起来，自己也回到了童年。

　　因为爱孩子，所以对儿童的培养、教育，特别是儿童的早期智力开发，儿童心理和生理疾患的调理诊治，也就更为关注。今年春节，朋友送给我四本书，是关于0～7岁儿童教育的，就是中国妇女出版社出版的增订前的那几本，主编是戴淑凤教授。因为是同行，戴教授的名字我是知道的，也见过一次面，但印象不深，只听说她是北大医院的大夫，医德高尚，医术精湛。待我看过她主编的教材后，方知名不虚传，深深佩服她于医学、心理学、教育学、社会学、伦理学等方面涉猎之广，研究之深。书写得通俗易懂，图文并茂，将东西方文化、古今义理明白晓畅地写出来，教给已经做父母和准备做父母的人，真如渴饮甘泉，其情感、心胸、志向、抱负，令我钦佩。

　　儿童的出生成长如幼苗的立地滋生，在生长中也会有疾患，生理的或心理的，细菌的或病毒的，这就要早发现、早诊治、早教育，以防贻误。智力要早开发，儿童早期智力开发是一门新学科。如果开发不当，急于求成，拔苗助长，会适得其反，可能会使一棵栋梁之材不能茁壮成长。这几本书是在实践的基础上写成的，相信根据此书对儿童渐进调教，效果会很明显。我感谢戴教授为中国儿童早期智力开发所做的努力。

本书对原来的版本进行了增删修改，吸收了不少新的科研成果，补充了不少实践中取得明显效果的新做法，重修付印，并冠之以《戴淑凤育儿百科》丛书的总题目，其中《戴淑凤育儿百科·0~3岁》已经面世，受到同行专业人士、早教师和养育者的高度评价，其他分册将陆续出版，希望这套书能在传播优生优育优教知识、科学教养儿童方面发挥它应有的作用。

原全国人大常委会副委员长　何鲁丽

前言

　　我的多半生几乎天天都在面对父母和孩子，随访和跟踪指导近10万人次婴幼儿，其中矫治近万人次特殊需要教育儿童。随着人们对于养育孩子重视程度的提高，原本不是问题的问题现今也成为年轻父母，特别是独生子女父母，甚至隔代的过来人忐忑不安、倍感困惑的大问题。基于广大读者的信赖和呼声，针对养育者的新情况、新问题，结合我45年从医、从教，30多年开展早期潜能开发的积累，我重新编写了育儿百科系列丛书，希望能为更多年轻父母和养育者乃至早教师服务。在《戴淑凤育儿百科·0～3岁》奉献给我的朋友——准父母、新手父母乃至同人、早教师的时候，深受大家的喜爱，并给予了高度评价，接下来《戴淑凤妊娠百科》和《戴淑凤育儿百科·3～6岁》即将面世，我既觉得兴奋，又忐忑不安，唯恐言不尽意。面对新手父母、养育者和可爱的孩子们，我总是有说不完的心里话。

　　独生子女一代已经步入为人父、为人母的阶段，他们虽然到了生儿育女的年龄，但很多独生子女自己还处于需要父母照料的状态。所以，很多做了奶奶和姥姥的母亲说："过去为一个孩子忙乎，现在要为三个孩子忙乎！"我认为，做父母意味着一生的责任和使命！年轻夫妇从计划要孩子那天起，就要尽可能早地进入角色准备，学习一些养育孩子的有关知识，进行体格检查，做一些心理、身体、财力等方面的准备，这是十分必要的。年轻父母要了解孩子身心发展的规律，掌握不同年龄段孩子的语言特点，懂得与孩子相处的技能、技巧，成为孩子喜欢的"朋友"。除此以外，父母了解不同年龄段孩子的心理状况更为重要，父母应该成为对孩子产生"心灵铸造"的积极影响者。因为只有父母才是影响孩子一生的，永不会退休的老师。父母就是孩子心目中的标杆和楷模，孩子随时随地都在用你们的一言一行塑造自己。年轻的爸爸妈妈和养育者们应该如何面对育儿这个大工程呢？

新妈妈应变迷茫、激动为责任

新妈妈们历经了十月怀胎，一朝分娩的伟大历程，当医生将宝宝抱到新妈妈的胸前时，新妈妈立刻忘记了分娩的疲劳，激动得热泪盈眶。恭喜你当母亲了！但激动过后，接踵而来的就是迷茫。出生的婴儿要么大声啼哭，哄也无效，笨手笨脚的妈妈好不容易把乳头放到婴儿的嘴里，婴儿却仍张大嘴哭，而不吸吮，把妈妈急得不知所措；要么睡上3~4个小时也不醒，妈妈又惊恐地怀疑宝宝是否有毛病；初生婴儿的大便黑糊糊的，像柏油，医生告诉你是"胎便"，好不容易才放下心来却发现大便又变成黑黄混杂的颜色，你又误认为"消化不良"而发愁，愁还未了，又变成稀糊糊不成形的金黄色便，你又怀疑是否得了肠炎；哎呀！怎么红红的脸蛋和白白的眼球变黄了，是肝炎吗？你又一身冷汗……怎么这么多的怪现象呀？

从产院回到家，宝宝哭闹、吐奶、打嗝、屁多，脸上长疹子（湿疹），头上长癞疙瘩等，这一切都会使妈妈焦虑不安，手忙脚乱。回忆起怀孕期间那美好的幻想，有的妈妈莫名其妙地总想哭，甚至整夜不敢睡觉，唯恐宝宝发生意想不到的情况。

其实，以上这些现象是胎儿由母体内的寄生生活转变到"独立生活"而出现的适应环境的生理现象，不是什么可怕的病态。如果你想哭，就痛痛快快地哭一阵吧！但不要总是担心、发愁，要知道这些是每个新生命必然要经历的过程。不知者不为怪，还是轻松地面对宝宝吧！

新生儿呱呱坠地，给你带来创造生命的无比喜悦，同时，也给你带来了将幼小生命抚养成人的神圣责任。这种育儿成才的神圣使命，不是仅靠血缘情、亲子之爱所能胜任的。随着孩子的成长，你将要面对许许多多的难题和疑问，必须了解孩子的身体、心理发展规律，了解孩子的个性特点，成为能读懂孩子的老师和朋友，这样才能帮助孩子成长每一步。我希望自己也参加进来，成为新手爸妈的助手和宝宝的朋友，并愿尽微薄之力，也算是我重新撰写《戴淑凤育儿百科》系列图书的初衷。

莫名其妙的担心，其实没必要

在我的婴幼儿随访门诊中，绝大多数妈妈都带着一张纸条，上面密密麻麻地写着雷同的问题，如孩子为什么吐奶？为什么总打嗝？为什么总放屁？是肚子胀吗？是消化不良吗？为什么大便总是很稀？是否患了肠炎（其实是正常的母乳便）？孩子总扭动身体是不舒服吗？孩子胳膊腿总屈曲着，是罗圈腿吗？为什么孩子哭时肚脐往外凸？孩子突然大哭，是肠绞痛吗？……其实这些令父母忐忑不安的现象，基本上都是正常的生理现象。有的父母甚至把孩子送医院住院观察，如此一来，高昂的医药费不说，这么小就离开妈妈总不是种愉快的经历，会让孩子内心留下恐惧与不安。还有的父母动辄给孩子服用消炎药，岂不知，是药三分毒，长此以往，孩子体内抵抗疾病的战士——益生菌一次次被歼灭，孩子抵抗力越来越低，越来越容易生病。事实上，每个正常新生儿都是"天生强者""天生最优秀者"。无论从遗传的角度，还是婴儿与生俱来的抗病能力，都应该坚信他是强者。试想，几亿个精子，只有一个最优秀的强者才能与卵子结合，发育成胎儿，难道不是最优秀的吗？宝宝的适应能力是很强的，在你怀疑、担心的时候，应告诉自己要镇定地观察宝宝的精神状态、吃奶情况，再翻阅一下本书相关章节，即科学教养、家庭医生、难题答疑等内容，就会豁然明白，其实这些不是病，担心是没必要的。

让孩子健康聪明，其实很简单

拥有一个健康、快乐、聪明的孩子，是当今年轻父母与几代人的最大心愿，胜过亿万家产，这也是国家、民族兴旺强大的根本所在。为了让孩子成为21世纪最具挑战力的高素质人才，美国有"PAT"计划，北京市也发布了《北京市学前教育条例》，这都是国家对于早期教育重视的体现。因为早期教育，特别是0～3岁教育（妊娠期～3岁），是塑造脑、保健脑、开发脑的关键期，过了脑潜能开发的关键期，即使费尽九牛二虎之力也无法达到理想的程度。而对孩子关键期教育产生深刻影响的是父母，特别是母亲素质。所以，我认为从某种意义上讲，"母亲素质决定着孩子的未来"，重视早期教育，实际上首先要提高父母的素质教育。

婴儿大脑的特点是它的极不成熟性，孕育着极大的可塑性。所以早教工程就是保护脑、塑造脑、开发脑的工程。要让婴儿的大脑优质发展，并挖掘出孩子无穷的智慧潜能，其实做到这些并不难。但是，年轻父母一听开发大脑，挖掘潜能，就容易发憷，觉得摸不着头脑。于是，不愿意动脑筋，也不愿意看书，不是上网查询，就是把孩子送早教机构或交给保姆，要知道教育孩子的责任是不能交给别人的。婴幼儿的脑潜能开发说复杂也复杂，从神经生理学上是复杂的，但是，"实施操作"上其实很简单，就是让孩子"动"起来，即身体动起来，手动起来，感官动起来就能聪明起来。婴儿有极强的学习欲望和学习能力，他的学习方式是靠感知觉经验的积累和升华。婴儿是用眼、耳、口、鼻、舌、身来学习的，叫作"感觉学习"。婴儿尤其喜欢皮肤触觉学习和运动感觉学习，通过"感觉—运动"促进全脑发展。所以说，只有让婴儿动起来，他才能健康、聪明又快乐。我接待的很多因情绪困扰而十分好哭闹、入睡困难，抚养及安慰困难的婴儿，经过触觉和动觉训练，以上行为很快就能改进，变得快乐，这为孩子未来健康成长奠定了良好基础，也预防了儿童期的许多麻烦。我想，原因就在于此。但是，我们的妈妈和养育者，却不愿让孩子"动"，这个说"不要竖抱，以免直肠子"，那个说"戴上手套，以免啃手不卫生""把胳膊腿捆起来，以免罗圈腿""放在婴儿车、学步车里，安全又卫生"……总之，在"爱"的外衣下，过分溺爱，人们从不同角度限制孩子自动自发的学习活动，致使感知觉发展偏差的儿童越来越多，形成儿童期一系列心理行为及学业落后问题。例如，孩子聪明伶俐，却分心多动，任性执拗，学习能力差，学业落后，令家长痛苦、老师无奈等。因此，要解放孩子身体就要让孩子自发自动地健康成长。

不代替孩子成长

人类的婴儿和高等动物的婴儿相比是早产的、纤弱的，必须依赖大人的照料才能生存。人类婴儿这种早产的、极不成熟的大脑，或许是人类能成为万物之灵的奥秘所在。婴儿在父母的照料下，学习翻身、坐、爬、走、跑、蹦、跳；学习抓、够、取、捏、扣、按、穿、画等；牙牙学语、流利表达、思考问题、人际交往，成为新的一代。在这个过程中，父母的作用是创设家庭教养环境，给孩子提供学习机会，帮助孩子成长，并要与时俱进地和孩子一起成长，绝对不是代替孩子成长。例如，宝宝学习翻身、坐、爬、够、走、穿、绘画，家长必须通过游戏设计，提供环境与机会，以促进宝宝"自发自主地学习"，才能促进宝宝身心健康发展。而现在的父母和养育者弄错了关系，以成人的思维方式对待孩子，事事包办代替，结果剥夺了孩子学习的机会，压制了孩子自发探索的能力和好奇心，造成孩子成熟年龄落后于实际年龄。具体来说，就是指到了上幼儿园、上学年龄，智商不低，但自理能力、适应社会能力、听说读写计算等学习能力和社交技能等方面都与年龄不匹配，与智力不匹配。这是养育者代替成长的结果。正像幼教之母——蒙台梭利博士所指出的那样："成人"，你们是被告，你们在"爱"的名义下压制孩子的成长。本丛书的亲子游戏，正是帮助新手父母或养育者如何设计启智游戏，并在玩耍中开发孩子的潜能，提高孩子的能力并使成人成为孩子的朋友。

关于"看书"和"上网"

要生儿育女，育儿的书不可不看，但绝不可"本本主义"。我的很多妈妈朋友、奶奶朋友常对我说，"我教养孩子每一步都是照你写的书去做的"。我总是立即告诉我的朋友："那上面说的只是参考，每个孩子都不一样，你绝对不可教条照搬！"孩子的家长也反映，和我面对面地交谈，手把手地教他们育儿技巧，比如，给小儿推拿按摩、教孩子认知、教孩子学花样爬行等，很容易掌握，而且快速有效。因为书上说的道理是针对大多数孩子，很难针对某个孩子，现在的父母都是生手，理解有限，也不喜欢认真看书和思考问题。每个孩子都是独特的个体，有自己的遗传特质和成长轨迹及影响他成长的环境。比如身高、体重，只要在正常范围就好，不一定最高和最重才是好。再比如智力发展水平，孩子与孩子之间，孩子本身，各项指标都可能不一样，通常会有差异，差异并不影响孩子的未来成就。所以，我主张父母和养育者一定要看书学习，与时俱进，只是不要把书本知识当成不可逾越的真理！

关于上网查询，有70%以上的年轻父母是通过"上网"寻求答案，认为很方便，我并不一味反对。但网上的答案不一定都是准确的，有很多问题实际情况往往是复杂的，需要具体问题具体分析。我的很多依赖网络的朋友，经常被网上信息搞得极度焦虑，苦不堪言。如果你也是一位网上学习者，有了困惑，最好及早找一位你信赖的医生，或者与有经验的朋友聊聊，不可抱着问题长期忐忑不安。

本套丛书特殊强调要点

说了这么多，再给父母朋友和养育者们介绍一下这套丛书，以方便阅读和使用。本丛书在育儿理念方面的突出特点如下：

（1）强调"父母素质"决定孩子的未来。父母才是高素质人才的启蒙老师，而不是什么早教机构，更不要把孩子交给月嫂或保姆代养，她们可以协助你做家务，但不能代替你教养孩子。

（2）强调父母要学会读懂孩子成长的每一步，学会亲子互动，学会观察孩子成长和家庭测评，促进孩子得到最理想的发展。

（3）强调母亲必须"与时俱进"，伴随孩子成长，为教育孩子成为国家栋梁之才，负责一生。不能把抚养教育孩子的任务交给他人或教育机构，图省事省力，尤其是经济条件好的家庭。事实证明，经济条件越好的家庭，儿童问题越多。

（4）强调父母做孩子的保健医生，学会保护孩子健康不得病，防病于未然，绝对不给孩子滥用药物，尤其是抗生素。

（5）提倡家长学习小儿保健按摩、防病按摩、启智按摩，让孩子健康聪明又快乐。

（6）推崇回归自然地养育孩子，提倡"三分饥寒"身体壮，立足提高孩子自身的抗病能力，"不捂"，不强迫进食。

（7）提醒家长预防"小胖墩"（小儿肥胖症），必须从小抓起，应平衡膳食，科学喂养，不盲目、不过度营养，强身运动天天练。

（8）强调父母及养育者必须学会家庭紧急救护，预防孩子发生意外，一旦发生，能进行家庭紧急处理，以便把对孩子的伤害降到最小。

（9）本书几乎每节都有贴心提示，让你感到有一位博学的知己随时伴随着你，帮助着你，让你遇事不慌。

为了读者使用和阅读方便，本丛书遵循儿童发展阶段分为：《戴淑凤怀孕分娩专家指导》《戴淑凤育儿百科·0～3岁》与《戴淑凤育儿百科·3-6岁》卷。

《戴淑凤怀孕分娩专家指导》分八章阐述：第一章 计划妊娠，第二章 妊娠期保健，第三章 妊娠期症状与并发疾病，第四章 妊娠期常见合并症，第五章 胎教实施方案，第六章 一朝分娩，第七章 产后生活，第八章 健康宝宝。

《戴淑凤育儿百科·0～3岁》《戴淑凤育儿百科·3～6岁》根据孩子年龄段对内容进行了划分，每个年龄段的内容包括如下几个专题：

1.身心发展

让你一翻开书，浏览一下就能知道，你的宝宝所处的年龄段身体发育指标——身高、体重、头围、胸围的正常范围，最高/最低限值和平均值；测评方法；身体发展的影响因素；心理发展的各项指标；该年龄段宝宝身体和智能发展的特点；简明扼要的育儿建议，让你首先就能抓住该年龄段促进宝宝身心发展的关键点。

2.科学教养

针对每个年龄段宝宝的生长发育特点、容易发生的问题，介绍日常照料、护理技巧、预防接种、教养环境创设、儿童行为习惯的养成教育、教育和养育的误区与困惑等。

3.营养与喂养

每个年龄段宝宝的营养、喂养、辅食添加、膳食制作、营养性疾病（佝偻病、贫血、营养不良、肥胖症等）的预防、微量元素缺乏症的判断和调治措施等。

4.保健医生

每个年龄段宝宝容易发生的疾病、预防办法；如何判断宝宝是否有病，父母作为孩子的"家庭保健医"该怎么分辨，怎么思考，正确的行动是什么。不同年龄段，父母及养育者应该如何正确采取安全防范措施，尽量避免孩子发生意外，一旦发生意外伤害，父母才是即刻、真正保证孩子不受伤害和少受伤害的捍卫者，而非医生，需要医生做的往往是无可奈何的补救措施。父母应当即刻采取"家庭急救措施"，把对孩子的伤害降到最小。为了让孩子身心健康发展，家长要学习与孩子身心发展有关的各种知识、技能，还要学习儿童保健按摩，用最朴素的、对孩子无毒副作用的方法捍卫孩子健康。切忌胡乱用药，尤其是不要动辄使用抗生素。

5.智商促进及测评

以精心设计的感觉教育游戏作为全脑潜能开发、多元智商培养的技巧，在快乐的启智游戏中，使孩子体能、智能、情商都能得到理想的发展。以智能发展的八大方面提出测评的代表性项目、方法和通过的标准，由家长进行测评。家长可以通过测评，了解宝宝哪些方面比较突出，哪些方面尚需努力，以促进宝宝全面发展。

要强调的是：（1）因篇幅限制，DQ、EQ提升游戏比较简短扼要，妈妈要善于以此为提纲给宝宝设计花样翻新的启智游戏；（2）测评不是目的，宝宝各项指标绝对不可能"齐步"发展，要善于发现孩子的优势，帮助孩子"跳一跳"才是目的，不足的方面多给机会即可；（3）每个孩子都不一样，通常会有差异，家长绝对不要拿自己孩子的缺点与其他孩子的长处相比较，也不要拿书上的各项指标与自己孩子一一对照。尊重个体差异，全面接纳孩子，正确引领孩子发展。

宝宝的不同年龄段，都有令父母困惑的难点、焦点或众说不一的疑惑。

6.专家解答

在这个专题里，对父母相应的疑惑进行了专题解释。

我力争使本丛书内容前沿而实用，科学而不艰涩，凝练而信息最大化，通俗而不落俗套，易懂易学又好用，让父母和养育者一看就懂，一学就会，一用就灵。

我希望，通过本丛书传播生儿育女的知识，造福儿童，帮助年轻父母，呼吁全社会加强优生优育，捍卫儿童身心健康，让儿童健康、快乐地成长，使每个出生正常的婴儿都能理想发展，每个高危婴儿都能正常或超常发展，让每个孩子都能拥有最佳的人生起点！

书中不妥、错误之处，诚望读者和同人朋友指正。

戴淑凤

目录
CONTENTS

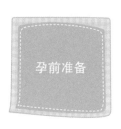

生命的接吻

解决不孕
不育，方法
多多

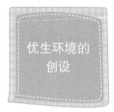

第二章　妊娠期保健

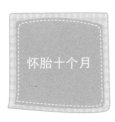

怀胎十个月

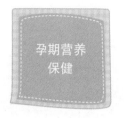

孕期营养
保健

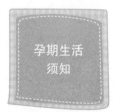

孕期生活
须知

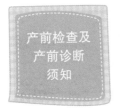

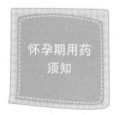

怀孕期用药
须知

第三章　妊娠期症状与并发疾病

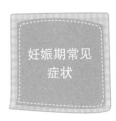

妊娠期常见
症状

妊娠期常见
合并症

第四章　妊娠期常见合并症

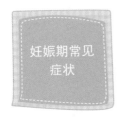

妊娠期常见
症状

第五章　胎教实施方案

第六章　一朝分娩

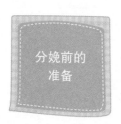

分娩前的
准备

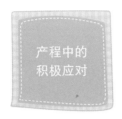

产程中的积极应对

第七章　产后生活

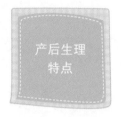

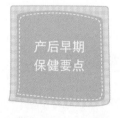

第八章　健康宝宝

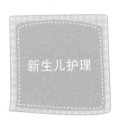

新生儿护理

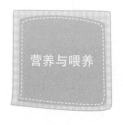

第一章
计划妊娠

伴随着相爱的浪漫，相知的幸福，美好的夫妻生活开始渴望更多的欢乐与幸福 。当你们看见同事或朋友领着自己的宝宝顽皮戏耍时，是否也在考虑着"我们也该有自己的宝宝了！"

孕前准备

一般情况下，年轻夫妻会选择在婚后1~2年怀孕，没有特殊情况，我主张早点生，这样对父母和孩子都好。年龄太大的夫妻，特别是女方年龄较大时，生育时间则不宜再推迟，可于婚后3~6个月怀孕。那么，生宝宝前大体上需要哪些方面的准备呢？

准妈咪身心
健康准备

○ 健康心理准备

夫妻双方在怀孕之前，一定要有足够的心理准备，因为宝宝的降临意味着目前的生活方式要转变，宝宝的出生在给你们带来喜悦的同时，也会增加很多责任，在宝宝的喂养、教育、健康安全等方面都需要付出很多的时间与心血。有些女性在孕前对生育产生恐惧心理，这与还没有充分做好身体、心理上的准备有关。建议女性在怀孕前不妨先学习有关优生优育的相关知识，并且做好充分的心理准备，及时调整好心态，无论遇到什么不如意，都能始终保持稳定愉悦的情绪，从容乐观地面对怀孕的种种问题。

○ 健康身体准备及体检

优生必须从准备怀孕做起，才能防患于未然。夫妻双方最好在孕前3~6个月开始做孕前身体健康检查，一旦孕前检查发现有对怀孕不利的问题，还有时间进行治疗和调整。一般大医院都有相关孕前的常规检查，检查内容大致包括以下几个方面：

■血常规、尿常规、肝功能、肾功能、心电图、血压测定。

■病毒及抗体检测。

■ 传染性疾病筛查。

■ 妇科检查。

■ 染色体检查（有遗传病家族史者）。

■ 营养状况检查等。

在孕前检查中，医生还会询问夫妻双方有无遗传疾病家族史、是否患有先天性疾病、女方有无流产经历等。当检查出任何一方患有心脏病、肝炎、肾脏病、高血压、甲状腺肿、糖尿病、精神病、传染性疾病等，都要在医生指导下安排妊娠计划。病情轻者可以在医生的指导下怀孕，病情重者需治愈后再怀孕。

○ 孕前优生咨询，有备而孕

大医院妇产科都设有"优生咨询"门诊，如果夫妻双方对能不能怀孕生孩子心存疑惑，可以向优生咨询专家咨询，及早解除疑虑，轻松愉快地迎接妊娠。

如果你有以下状况时，不论多么忙碌，都要安排时间向你选定的保健医生咨询。例如，既往有过流产史、早产史、胎儿停育史，家庭成员中存在遗传病史，如父母有糖尿病、高血压，同胞中有遗传病等。如果被确认有家族性遗传病史的话，医生会制订相应的解决方案，从而及时保护宝宝的健康。

○ 职业女性需暂时调整的职业

女性怀孕后，如果妊娠进展顺利，工作亦比较轻松，一般无须中断或调换工作。如果孕妇原先从事重体力劳动，或上下班需长时间乘车，而且经常感到乏力、疲惫时，应该临时调换工种，或在临产前停止工作。妊娠期患有其他疾病时也需要酌情休养。

为了保护胎儿的健康成长，有些工作岗位的准妈咪需要暂时调离或调整工作性质，以下供参考：

■ 经常抬举重物的工作。

■ 频繁上下楼梯的工作。

■ 振动或冲击腹部的工作。

■ 长时间站立的工作。

■ 高度紧张、不能适当休息的工作。

■ 远离别人、独自一人进行的工作。

■ 特殊工种。如经常接触铅、汞、镉等金属，会增加妊娠女性流产和胎死宫内的可能性。其中甲基汞有导致畸胎的可能性；铅可引起胎儿出生后智力低下；二氧化碳、二甲苯、苯、汽油等有机物，可使流产率增高；氯乙烯可导致婴儿先天痴呆率增高。

■ 高温作业、振动作业和噪声过大的工种。研究表明，工作环境温度过高，或振动剧烈，或噪声过大，均可对胎儿的发育造成不良影响。因此，这些岗位的职业女性应暂时调离岗位，以保证母婴平安。

■ 接触电离辐射的工种。电离辐射对胎儿来说是看不见的杀手，可严重损害胎儿发育成长，如果伤害发生在孕早期，甚至会造成胎儿先天畸形、先天愚型及胎死宫内。所以接触工业放射性物质，从事电离辐射研究、电视生产以及医疗部门的放射线工作的女性，均应暂时调离工作岗位。

■ 某些科室的医务工作者，如传染科室的临床医生、护士，这些医务人员在传染病流行期间，经常与患各种病毒感染的病人密切接触，而这些病毒（主要是风疹病毒、乙型肝炎病毒、巨细胞病毒等）会对胎儿造成严重危害。因此，临床医务人员在计划受孕或早孕阶段若正值病毒性传染病流行期间，最好加强自我保健，严防受到病毒危害。

■ 密切接触化学农药的工种。农业生产离不开农药，而许多农药已证实可危害女性及胎儿健康，引起流产、早产、胎儿畸形、弱智。因此，农村夫妇应从准备受孕前至少3个月起就远离农药操作间，尤其应加强乡镇企业劳动女性的防护。

■ 从事避孕药物生产的工厂女工，孕前应当及早注意防护或调整工作岗位。

○ 美丽妈妈，健康最重要

保持优美体形是每个女性的愿望，但在准备怀孕时和孕期不宜减肥，节食会造成准妈妈营养不良。服用减肥药物的女性应及早停止使用，这些药物可能会对胎儿发育产生不良影响。

○ 补充叶酸，预防出生缺陷

叶酸是复合维生素的一种，是构成红细胞的成分之一，同时也是胎儿发育期细胞分裂时所必需的营养素。孕妈妈体内叶酸缺乏可引起流产、早产、神经管畸形，甚至多种畸形，包括唇腭裂、面部缺损、并指（趾）、骨骼畸形，还有泌尿系统、心血管系统、肺以及眼部畸形等。因此，从准备妊娠开始应常规服用叶酸片（斯利安片）。每天服用叶酸0.4毫克，持续至怀孕后3个月。

日常膳食中也含有丰富的微量元素，可适当多食用一些富含叶酸的食物，如芦笋、梨、香蕉、豆类、西蓝花、蛋黄、动物肝脏、菠菜、草莓、酸奶等。

○ 调整嗜好，改善习惯

健康的卵子和健康的精子相结合，才能孕育出一个健康的小生命。女性从决定怀孕的那一刻起，就要戒除吸烟、酗酒等不利于胎儿发育的不良嗜好。改善以往不良生活习惯，生活起居要规律，营养状况要调养，还要增加体育运动，增强体质与耐力。适度紧张而有序的生活习惯，全面而均衡的营养补充，不仅会增强自身的健康，同时也是孕育聪明宝宝的基本保证。

○ 孕妇吸烟害处多

烟草中含有400多种有害化学物质，其中尼古丁、一氧化碳、烟焦油等是危害胎儿的主犯。香烟中的化学物质会直接影响胎儿的生长发育，减少胎儿脑细胞的数量；而香烟中的尼古丁可使孕妇的血管收缩，减少胎宝宝的营养供应，间接影响胎儿发育。据研究报道，吸烟孕妇的自然流产、胎死宫内、早产的发病率高于不吸烟者的2倍，新生儿体重较正常新生儿体重平均轻200克，新生儿畸形的发病率也明显高于不吸烟者。吸烟孕妇妊娠高血压综合征的发生率也较非吸烟孕妇高，而妊娠高血压综合征将对孕妇和胎儿的安全带来威胁。

○ 酗酒与"星期天胎儿"

我国吸烟、酗酒的女性虽然不十分普遍，但也有年轻女性在酒宴上传杯把盏，吞云吐雾。工作需要与应酬，借酒"活血化瘀，疏通筋络，消除疲劳，降低压力"，但无论如何，酗酒实为一种"慢性自杀"行为。

且不说酗酒会伤害女性自己的身体，对腹中胎儿也会产生不可逆的毒害作用。酒精可以通过胎盘进入胎宝宝的血液中，孕早期即怀孕头3个月，是胚胎塑造成形的关键时期，过量饮酒可能会导致胎儿畸形或胎儿发育受限。如果夫妻酗酒后受孕就可能怀上所谓的"星期天胎儿"，因为最初研究发现这种胎儿是夫妻二人在星期天狂饮之后引发的胎儿畸形，并由此得名，又称"酒精中毒综合征"。患儿表现为神经精神发育障碍，面容奇特，头小，前额突出，眼裂小而斜视，鼻根部低。

○ 咖啡、浓茶与吸毒

在早餐和午餐后饮用咖啡，有提高注意力、集中精力、促进肠胃蠕动、消除疲劳等积极作用，但长期大量过度饮用浓咖啡对正常人的身体不利，对孕妇则更加有害。咖啡因可通过胎盘到达胎儿血液循环系统，对胚胎发育产生不利影响。早期动物实验证明，咖啡因对发育中的胎儿有害。最近的有关研究发现，孕妇每天饮1.5～2杯咖啡会使流产率增加2倍。为慎重起见，建议孕妇少饮咖啡。

孕妇大量喝咖啡还有以下不利的影响：

■ 咖啡因有利尿作用，这样会使体内水分和钙排出，导致缺钙。

■ 咖啡因会使某些原本情绪化的孕妇情绪更易波动，影响休息和睡眠。

■ 咖啡因影响身体对铁的吸收，造成贫血。

■ 咖啡因会导致孕妇暂时性心律不齐或呼吸急促。当然，如果孕妇偶尔喝过几次，不会有太大问题，因此不必过于紧张，以后尽量避免饮用即可。浓茶也一样，不要喝得太多。

◦ 吸毒对胎儿的毒害

孕早期吸毒会造成胎儿畸形、流产，孕妇中晚期吸毒，胎儿娩出后会出现和成人一样的躯体戒毒症状。

◦ 准妈咪如何进行免疫接种

怀孕期间孕妇如果感染一些疾病，病原体会通过胎盘感染给胎儿。这些疾病包括风疹病毒、乙型肝炎病毒、巨细胞病毒及弓形体等。为了避免在孕期感染，可于孕前注射相关疫苗，但在注射后3～6个月内不宜妊娠。随着我国医疗制度的改革，预防保健已归属于社区，注射疫苗可直接去社区保健站。

准爸爸身心
健康准备

◦ 准爸爸的健康心理准备

研究表明，不良的情绪对男性精子的生成、成熟和活动能力会有影响。如果因家庭琐事导致夫妻不和，双方终日处于忧愁和烦恼之中，或者工作劳累，压力过大，整日情绪不佳，这些不良的精神状态会直接影响神经系统和内分泌功能，从而影响睾丸的生精功能，精液中的前列腺液、精囊腺液、尿道球腺液等成分也会受到影响，不利于精子存活，也就降低了受孕成功概率。严重者因情绪因素可能会造成早泄、阳痿，甚至不射精。话说回来，即使对精子产生没有影响，不良的神经精神因素也会通过生殖细胞影响未来胎宝宝的身心健康。

○ 准爸爸健康身体准备

在男性生殖器官中，睾丸是创造精子的"工厂"，附睾是储存精子的"仓库"，输精管是"交通枢纽"，精索动、静脉是后勤供应的"运输线"，前列腺是运送精子必需的"润滑剂"。如果其中任何一个环节出现问题，都会影响精子的产生与运输。例如梅毒、淋病、病毒感染等会影响精子的生成、发育和活动能力，前列腺炎、精索静脉曲张、结核等疾病可造成不育，需进行早期治疗。

○ 为了孩子，力戒不良嗜好

对于一个健康的宝宝来说，爸爸的身体同样是很重要的。不良嗜好如饮酒和吸烟，都会损害精子的健康。因此，男性一旦决定要孩子，就应戒烟戒酒，加强自身锻炼，塑造健康的体魄。

（1）**吸烟、酗酒、吸毒**

前面已经讲过吸烟、酗酒对人体的危害，这里就不再赘述，下面主要说说吸毒的危害。夫妻吸毒生殖细胞会受到伤害，精子比卵子更易受毒品的损害，容易发生流产、畸形儿等。为了下一代的健康，为了家庭幸福，一定要远离毒品。

（2）**避免高温洗浴**

精子成长的过程中需要低温，不然精子生成、成熟过程会发生障碍。当环境温度比体温低1℃~2℃时，睾丸才能顺利产生精子。当温度太高时，阴囊会扩大散热面积，从而保持阴囊比腹腔内的温度低。因此男性在洗澡的时候，水温不宜太高，经常洗热水澡可使精子数量减少，甚至导致不育。另外，在计划妊娠后，最好不要洗桑拿。

孕前谨慎
用药

常见的一些免疫调节剂，像环磷酰胺、长春新碱、顺铂等药物，其毒性作用强，可直接扰乱精子DNA的合成，包括使遗传物质成分改变、染色体异常和精子畸形。还有吗啡、氯丙嗪、红霉素、利福平、解热止痛药、环丙沙星（人工抗生素）、酮康唑（抗真菌药）等。这些药物，通过干扰雄激素的合成而影响精子受精能力，像男性不育症、女性习惯性流产，其中部分原因就是男性精子受损的结果。

激素类药物、某些抗生素、止吐药、抗癌药、安眠药及一切标有"妊娠期妇女禁用"字样的药物等，也都会在一定程度上影响生殖细胞的健康。一些含雌激素的护肤品也会对人体的生殖细胞造成影响。人类的精子发育约需74天才能完成，卵子成熟也大约需14天，在此期间，精子与卵子最容易受药物的影响。一般来说，为了产生优质的精子，男性在孕前3个月就不宜再服药，女性也应至少停药20天后再受孕，这样比较安全。但是，有些药物对身体的影响时间可能更长，有长期服药史的夫妻一定要在孕前先咨询医生，然后在医生的指导下怀孕。

准备要孩子的夫妻孕前也不宜服用中药。中药对于生殖细胞的影响不容易察觉，致使许多人误以为中药性温，补身无害，随意到药房抓取服用。其实不然，是药三分毒，中药也不例外。另外，"壮阳药"虽然能够在一定程度上改善男性的性生活质量，但它却会对精子的质量产生不良影响。"减肥药"与女性的生育能力有着密切的关系，服用"减肥药"减掉的脂类物质和无机盐等也是胎儿生长发育所不可缺少的，过度减肥很容易造成女性内分泌紊乱和免疫力低下，使畸形儿的发生率增高。

<table>
<tr><td>为宝宝
的未来投资
与理财</td><td>对于计划怀孕和想要孩子的夫妇来说，经济能力是必须考虑的因素之一。从计划妊娠时开始，有诊疗费、住院费、婴儿用品购买费用等。随着小生命的呱呱坠地，家庭经济开支将会大大增加。因此，就需要一定程度的经济能</td></tr>
</table>

力作后盾。另外，妈妈上班后由谁来教养孩子也得事先考虑好。目前我国从业女性的比例越来越高，因此以哪种方式照料宝宝，每种方式需要多少开销，也应有个预算。

（1）孕前花费早知道之一：产前健康检查费用

孕期健康检查，从怀孕13周起至临产前，一般13～15次，每次挂号费10元，其他费用另收，一般第一次检查化验费要贵一些，500～600元，整个孕期在1000元左右。

（2）孕前花费早知道之二：孕妇生产阶段费用

待产、接生费，选择无痛分娩需要约200元，自然产接生费2000元左右，一般不超过3000元，剖宫产4500～5000元。有的医院设有"康乐待产"服务，配备一名有经验的护士专门服务，还允许一名家人进入产房陪伴，收费在300～500元不等。另外产后婴儿室的床位费用会有很大的区别。普通床的床位为50元/天，条件一般，2～4人同室。家庭式温馨房间的价格就会上升到250～300元/天，甚至是800元/天。

当然，现在也有不少打着VIP标签贵族生产服务，标价为2～6万元。两种服务，价格差距10～20倍。它们有什么差别呢？从质量上讲，常规检查方面两者没有什么差别，VIP服务的好处是可以在需要的任何时候打电话给医生咨询任何生理、心理上的问题。每次检查基本上都是由同一个医生负责，保证诊断的连贯性，并且可以享受个性化的产后护理 。从条件来看，住的是标准房，独立的洗手间，并24小时提供热水，一张可以让家属陪夜的沙发等。更好的是套房，自然价格会更贵。

　　对于一般的工薪阶层，这样的VIP服务可能过于奢侈了，实际上比较宽敞的家庭式单间就可以，也比较舒适。具体选择哪种标准的，应根据每个家庭的实际收入情况而定。除了以上费用外，吃也是一笔不小的开销。

认识生殖生理奥秘

女性的
生殖器官

○ 女性外生殖器官

女性生殖器分为内、外生殖器。从外部可以看到的部分为外生殖器，包括以下几个部分：

阴阜：即耻骨联合前面隆起的柔软脂肪垫。青春期后由于激素的作用长出倒三角形分布的阴毛。阴毛的多少因人而异。

大小阴唇：为靠近两股内侧的一对隆起的皮肤皱襞。外侧有阴毛，为大阴唇。其内侧为一对薄皱襞，表面湿润，无阴毛，富于神经末梢，为小阴唇。

阴蒂：位于两侧小阴唇之间的顶端，是和男性阴茎海绵体极为相似的组织。为小突起，有勃起性，富于神经末梢，为性敏感区。

阴道前庭：为两侧小阴唇之间的菱形区，前为阴蒂，后为阴唇系带，两侧有勃起性组织，构成前庭球。

前庭大腺：位于大阴唇的后部，分泌黄白色黏液，性兴奋时分泌旺盛，起润滑作用，增强性快感。如果感染会引起前庭大腺脓肿。

阴道口及处女膜：阴道开口的大小、形状常不规则。阴道口覆有一层较薄的黏膜，称处女膜。处女膜中央有孔，孔的大小、形状及厚薄因人而异。处女膜多数在初次性交时破裂，也有处女膜较厚阴道口较松初次性交不引起破裂者，分娩时进一步破裂，产后处女膜成为残留的数个小突起，称为处女膜痕。

○ 女性的内生殖器结构与分工

阴道：长约10厘米，为性交器官及月经血排出和胎儿娩出的通道。阴道黏膜受卵巢激素的影响，伴随月经周期发生周期性变化。

子宫：子宫内膜受卵巢激素的影响，发生周期性剥脱出血，形成月经，性交时为精子到达输卵管的通道。受孕后，子宫内膜是孕精卵着床、发育、成长为胎儿的"宫殿"。分娩时子宫肌肉节律性收缩是促使胎儿、胎盘从子宫娩出的原动力。成年女性子宫重约50克，如鸡蛋大小，到足月妊娠时增大约1000倍。

输卵管：是从子宫的两侧角伸出的细长而弯曲的管道。外端呈伞状接近卵巢表面，卵巢排卵后卵子从输卵管伞端进入输卵管，在输卵管壶腹部与精子相会，形成受精卵。所以，输卵管是精子和卵子相遇并形成受精卵的地方。

卵巢：为一对扁椭圆形的性腺器官，位于输卵管下方。它的功能有：其一，提供成熟的卵子，是人类繁衍的基础。其二，分泌女性激素，以保持女性特征和生育过程的完成。

生殖细胞的宝库——卵巢

卵子是由女性性腺——卵巢产生的。出生前女性胎儿的卵巢内有原始卵泡多达200万个，出生后大部分卵泡退化，卵巢内大概剩下有10～50万个原始卵泡。每个卵泡由一个半成熟的卵（卵母细胞）和周围的保护细胞组成。女性进入青春期（十二三岁）后，每次规则月经周期中均有一个成熟的卵子排出，直到绝经期。女性一生可排出400～500个成熟卵子，绝经期女性卵巢内的所有卵泡均退化，女性生殖能力随之终止。

在卵子成熟过程中，卵巢产生雌激素，使子宫内膜呈增殖期改变，子宫内膜增厚，腺体增多，小动脉增粗，呈螺旋状屈曲。排卵后，卵子外周的细胞体积增大，细胞内含有黄色颗粒，称为黄体。黄体不仅分泌雌激素，还同时分泌孕激素（又叫黄体酮），这两种激素维持子宫内膜的增厚。如果排出的卵子没有受精，黄体约在14天后自行萎缩，不再分泌雌激素和孕激素。子宫内膜因为得不到上述激素的支持，即会坏死、脱落，从子宫腔流出，这就是月经。月经来潮后，卵巢内又有新的卵子成熟，并分泌雌激素，使子宫内膜生长，修复创面，流血停止，月经结束。重新开始下一次排卵周期，周而复始，形成月经周期。如果排出的卵子和精子结合形成受精卵，新生命开始孕育，则月经停止来潮。

卵子的成熟经历

一般情况下，一个月只有一个卵细胞发育成熟，有时也有可能有一个以上的卵细胞成熟，由两侧卵巢轮流排出。虽然女性卵巢中有大量的卵原细胞，但其一生中仅有400~500个初级卵母细胞得到发育。

由于女性每月只有一个卵子发育成熟，这就给保证卵子的质量增加了难度，如果女性酗酒、吸烟、年龄过大等，这些因素都可能使卵子的质量下降，从而使受精卵的质量下降。

提示排卵的"体温曲线"

基础体温（BBT）是指清晨睡醒后，在安静状态下所测得的体温。女性卵巢功能每个月发生一次周期性变化，基础体温也随之发生相应的变化。

一般在月经过后，体温维持在较低水平，处于低温期；月经间隔中期，排卵后，体温开始上升，维持14~16天，上升的幅度为0.4℃以上，即处于高温期。月经来潮前一天或来潮时，体温骤然下降，开始下一个性周期。如果把所测得的基础体温记录在表格上，就可以绘制出伴随月经周期变化的基础体温曲线图。

如果排出的卵子和精子结合，形成受精卵，就怀孕了。这时基础体温则不出现月经期的下降，而是继续维持在较高水平，为36.8℃~37.1℃。所以，从基础体温曲线图的变化就可以最早知道自己是否已经怀孕。

那么基础体温怎样测得呢？应在清晨未起床、未进食、未进水，即未做任何事以前（躺着不动）测体温（以口表温度为宜），然后将所测读数记录在基础体温表格内（医院妇产科门诊提供表格）。每日不间断测试，便可绘制出曲线，以确定是否排卵或妊娠。

另外，在基础体温表格内相应日期上注明性生活，以此判断受孕时机。注明诸如阴道出血、腹痛、服药等，以作为医生诊断的参考资料。

正常月经周期

大多数女性的月经周期为28～30天，但个体之间存在差异，21～42天的月经周期亦属正常范围。一般而言，每个人的月经周期都相对恒定，月经周期出现较大差异则属异常。女性青春期后，由于卵巢功能的发育，月经来临，但是，因女性卵巢功能尚未发育完善，所以在初潮后2～3年内，月经不规则是正常的。

月经血流出时混有子宫内膜碎片和黏液，呈暗红色，比较黏稠，不易凝固。出血量因人而异，一般在50毫升～60毫升，出血多的时间以第2～3天为最多，以后逐渐减少。

行经期通常为3～5天，正常范围为2～7天。经期一般无严重不适，只是易感觉疲倦。少数人经期有下腹部坠痛、乳房胀痛、四肢及脸部水肿等局部反应，以及头痛、烦躁、情绪不稳定等症状，月经后会自然消失。通常无须治疗，也不会影响工作和学习。

月经周期的自我保护

月经期由于子宫内膜坏死、脱落出血及阴道酸性分泌物被血冲淡，使阴道丧失了天然的防御细菌侵袭作用，加之盆腔充血及全身神经体液系统的变化，会造成身体抵抗力下降。若不注意月经期卫生和保健，则会导致细菌入侵，引起生殖系统疾病和月经病，影响健康和生育功能。因此，在月经期应注意以下保健：

■ 保持会阴清洁，预防感染。卫生巾应当干净而吸水；卫生巾和内裤要勤换勤洗；每天要清洗会阴部；洗澡忌盆浴，避免脏水进入阴道；大小便后应用手纸从前往后擦拭，以免将肛门周围的脏物带入阴道；月经期禁止性生活，以免细菌进入阴道及子宫造成感染。另外，性交刺激可造成盆腔充血，使月经血量增多及月经期延长。

■ 注意保暖，避免受凉。经期尽量不用冷水洗澡、洗头及洗脚，不要游泳，以免造成月经不调及痛经等。

■ 保持情绪稳定，心情舒畅，保证充足睡眠，避免剧烈运动。在饮食方面，多吃水果，多饮水，选择易消化的食物，不宜过多食用油腻食物，忌烟酒及刺激性食物，保持大便通畅，以减少由此引起的月经紊乱和痛经。

性周期与女性性激素

女性性周期主要指卵巢周期和月经周期，即周期性的排卵与行经。排卵和行经这种周而复始的生理变化是受女性性激素的调节而进行的。

与月经周期调节有关的激素包括：丘脑下部激素（促性腺激素释放激素）；垂体激素（卵泡刺激素及黄体生成素）；卵巢激素（雌激素和孕激素）。

丘脑下部、垂体及卵巢的激素相互制约，从而调节周期性卵巢排卵及子宫内膜呈周期性的变化，形成月经周期。

排卵和月经与性生活无关，青春期至绝经期女性，无论是处女还是已婚女性，她们的排卵和月经周期都是一样的。

○ 男性外生殖器官

男性生殖器官分为内、外生殖器。阴茎和阴囊为外生殖器，睾丸、附睾、输精管、精囊及前列腺为内生殖器。

阴茎和阴囊是性器官，有丰富的血管，龟头处富于神经末梢，性兴奋时勃起、充血，胀大变硬。阴茎内有尿道通过。尿道是精液和尿液的共同通道。阴茎后方有两个袋状器官为阴囊，其中包裹着睾丸和附睾。

○ 男性内生殖器官

睾丸和附睾：睾丸为男性性腺，青春期开始产生精子并分泌男性激素——睾丸素，使男子出现第二性特征。附睾是储存成熟精子的"仓库"。

输精管、精囊和前列腺：输精管左右各一条，长约40厘米，在膀胱的后面和精囊会合，通过前列腺和尿道相通。精囊左右各一个，可以分泌黏液，利于精子运动。前列腺包绕着输精管和尿道相连的部分，分泌前列腺液。精子、前列腺液和精囊分泌液混合在一起，统称精液，射精时排出。

受精时虽然只有一个精子和卵子结合发育成胚胎，但不是说射精时精液中只有少数精子就能完成受孕，精子的数量必须达到一定标准才有可能完成受精成胚胎的任务。

正常男子一次射精的精液量2毫升～6毫升，每毫升含精子2000万～1亿多个，精子总数可达2～6亿。精液为滋养精子的基质，是由前列腺、精囊腺和其他生殖腺产生的。取一滴新鲜的精液在显微镜下观察，可以看到无数精子相互撞击着，一会儿在急速前进，一会儿停止，一会儿聚集在一起，而一会儿又消失得无影无踪，充满了神奇色彩。

能够形成受精卵的精液基本标准是什么呢？世界卫生组织1980年规定：精

子活动率>60％，活动力呈直线向前运动者占50％以上，精子数＞2000万个／毫升，精液量1毫升～7毫升，正常形状>60％，白细胞极少。达到上述标准就算正常范围。

精子的"身体形态"

精子的形态似蝌蚪，分头、颈、体、尾四部分。精子通常活泼、好动、行动敏捷，身长仅50微米～60微米，只有借助显微镜才能看见。它有大而呈椭圆形的头和细长而善于摆动的尾巴。靠尾巴的摆动，精子能快速前进，每分钟游动2毫米~3毫米。精子头部可分泌一种特殊的酶，只有遇到卵子才会释放出来，去溶解卵子的外壳，帮助精子头部进入卵子同卵子的核融合。另外，它的头部有较大的细胞核，运载着男性的全部遗传密码。

精子生成成熟的过程

男性青春期后，悬垂在阴囊中的两个睾丸逐渐成熟，开始生成精子并产生男性激素（睾丸素），直至持续到生命终止。这两项工作是由睾丸中不同种类的细胞分别完成的。

睾丸内盘曲着千余条管道，叫曲细精管。曲细精管内有无数个精原细胞，它们是制造精子的原始生殖细胞。除了精原细胞外，还有无数个营养精原细胞的营养细胞和产生睾丸素的间质细胞。睾丸间质细胞分泌睾丸素，可直接被释放到血液中，影响着男性特征，如体形、嗓音、喉结、性欲及性功能等。

精子是精原细胞经过成熟发育而成。精原细胞经过初级精母细胞→次级精母细胞→成熟精子三个阶段。在成熟过程中要经过独特的减数分裂，即每个精子的染色体数目由原来的46条减半为23条，然后和同样经过减数分裂后只有23条染色体的成熟卵子结合，形成合子，即受精卵。这时染色体数目又恢复到46条。所以，受精卵的46条染色体由父母各贡献一半。

在睾丸中生产精子，需要一定时间，以及适宜的条件。为保证生产质量精良的精子，应注意下列因素：

■ 不要洗桑拿浴、蒸汽浴、热水澡，因为睾丸温度升高对精子的数量及质量均有一定影响。

■ 不要穿过紧的内裤、牛仔裤，以免影响睾丸的温度和血液供给。

■ 及早放弃不良嗜好，如戒除烟酒等。

另外，精子时时刻刻都会在精囊内产生，如果不射精，积累的精子会老化，老化的精子会使受精能力降低。因此，在大约女性排卵前1周，将老化的精子排出去，这样能保证最有生命力的精子游向输卵管与卵子结合。

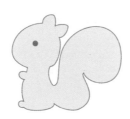

生命的接吻

怎样使精子比较容易进入宫腔，性交时的体位与受孕有密切关系。最普遍的性交方式是女方仰卧，男方俯在女方的身体上，这种方式对受孕是十分有利的。女方的阴道口朝上，形成一个杯形。为增加受孕机会，女方可在臀部下面垫个枕头，使骨盆向上方倾斜，精子更易通过阴道进入子宫。男方在射精后阴茎在阴道中略微多停留一会儿，以使更多的精子到达宫腔，女方则继续保持仰卧20～30分钟。也可以采用另一种性交方式，女方面朝下俯卧，用双胯支撑或用枕头支撑，男方的阴茎从女方的后位进入阴道，射精后精子可沉积在宫颈附近。对于后位子宫的女性，这种方式可能更有利。

为了保证更多精子能通过阴道到达子宫，需注意以下问题：射精后，女方不要马上站起来清洁会阴，因为这样做精液可能会流出来影响受精。同样道理，站立式、坐式性交均会使精液流失。水中性交可能会把氧化的水引入阴道，并杀死精子，且热水会提高男性体温，使精子数量减少，减少受孕成功的概率。经检查显示，用女性洗液进行阴道灌洗的女性，阴道pH值改变，不利于精子存活，使受孕机会明显减少。另外，患有阴道感染病症的女性，需及时就诊，治愈后可增加受孕的机会。

男女性交一次射精2毫升～6毫升，精子数目约（100～150）×10^9/毫升。精子射入阴道后90～180秒内进入宫颈管。精子必须经过宫颈管、子宫腔，到达输卵管壶腹部才能与卵子结合受精。精子到达输卵管壶腹部途中要经历很多艰难险阻，经不起困难、缺乏竞争活力的精子中途不断衰亡，真正能到达目的地的只有15～20个。到达壶腹部的精子进入卵细胞后通过两性生殖细胞核的融合生成了一个新的细胞——受精卵，它便是一个新生命的开始。

精卵结合的奇妙过程

卵子排出后的寿命一般只有24小时，而受精能力只有12小时。卵子排出后，经过8～10分钟，即跨越腹腔进入输卵管的壶腹部，在此处等待精子的到来。如果12小时以内，不能和精子结合，卵子便发生退行性变化，自溶自灭了。

到达输卵管的精子和卵子结合称为"受精"，"受精"是一个极其复杂的生理过程。精子绝不是机械地钻进卵子内部，而是发生一系列极其微妙的变化。

到达输卵管的精子一起去 "拥抱" 卵子，却只有一个精子能被卵子选中。被选中的精子头部分泌一种透明质酸酶，能溶解卵子外面的胶状外膜（放射冠），并能使卵子外膜像门一样地打开，使精子进入。精子还分泌一种雄激素，协助自身进入卵子。与此同时，卵子靠自身的雌激素，产生一种吸引和黏附功能，吸引精子进入。一旦一个精子进入后，卵子便关上大门，拒绝任何"第二者"闯入。即使偶然多闯进来一个精子，也会被卵子溶解吸收。

精子进入卵子后，头部增大，形成雄性原核，同时卵子的细胞核变成雌性原核，两个原核靠拢，最后相互融合成为一个核。至此，精子和卵子便成为一个合子——受精卵，新的生命从此开始。瑞典的一位的摄影师，拍下了显微镜下"受精"的过程，并把精子和卵子结合的过程形容为"人类生命的接吻"，这是多么美妙的比喻啊！

受精卵经过反复的成长和分裂，最后离开输卵管，在子宫"安家"，这个过程就叫"着床"。从受精到着床大约需要1周的时间。此时的子宫内膜，在女性激素（雌激素、孕激素）的作用下，非常适合胎儿生长发育。受精卵这粒"种子"便在此"安营扎寨"，发育成长。如果受精卵不能按时到达子宫腔，则有可能在输卵管内"安家落户"，造成"宫外孕"，不仅胎儿的继续发育难以完成，而且宫外孕容易造成输卵管破裂，急性内出血而危及孕妇生命。

可以看出，要想生一个健康、聪明的宝宝，不仅要有优良的精子和卵子，还必须具备使其顺利受精和良好发育的条件，无论哪一个环节出现问题，都会影响胎儿正常发育。

■ 突然停经：育龄女性如果月经一贯规律，有过性交后，突然闭经，首先应考虑可能是怀孕了。当然，哺乳、环境变化、更年期、服用避孕药或其他原因引起的月经停止除外。

■ 困倦乏力：一般在停经后6～12周会有恶心、呕吐、偏食、厌油腻、食欲不佳、嗜睡、乏力、便秘等表现。

■ 乳头敏感、乳房肿胀：妊娠早期乳房可能会发胀，触之有痛感。这是由于妊娠后，卵巢分泌的孕激素增加，促使乳腺小泡发育，并有胀痛感。

■ 尿频与便秘：由于子宫逐渐增大，向前压迫膀胱，引起膀胱刺激出现尿频，向后压迫直肠，引起便秘。

有以上现象，往往表示可能怀孕了。一般来说，月经一贯规律，突然逾期不来，应尽快到医院检查确诊。一般除检查阴道、宫颈、子宫变化外，还要做妊娠免疫试验，即送早晨尿液进行化验，如果妊娠免疫试验报告呈阳性，则为妊娠。必要时还可用超声波检查确诊。

一旦确认怀孕后就需要准备选定医院建档并做孕期检查。建档的同时要做的就是孕期的初诊检查，一般初诊时开化验单化验，复诊时看结果。早孕需做的化验检查包括：

■ 血液常规及血型。

■ 尿液常规。

■ 肝肾功能 。

■ 感染性疾病筛查。

早孕期的化验检查内容一般属于常规检查，就是每位孕妇都必须检查的内容，常规化验检查是不能省略的。有特殊情况的孕妇，大夫会根据具体情况增加化验检查内容。

常规化验检查一般1周左右出结果，一定要按时取报告，并及时就诊，交给产科保健大夫过目，以利病情的及早诊断和及时处理。

**生男生女
的奥秘**

生男生女是由什么决定的？古今中外对此众说纷纭。为了揭开这个千古之谜，许多学者进行了艰苦的努力，直到20世纪染色体的发现，特别是性染色体被辨认出来后，这个谜底才真相大白。

原来，组成人体的细胞中有23对染色体，其中22对为常染色体，一对为性染色体，性染色体运载着决定人体性别的遗传密码。女性性染色体由两个形状、大小相同的X染色体组成（XX型），而男性性染色体则由一个X染色体和一个"小个子"Y染色体组成（XY型）。精子和卵子在成熟发育过程中，其染色体都要经过减数分裂，使其染色体数目减半。男子性染色体形成两类精子，即X型和Y型，而女子性染色体则成为相同的两类，均为X型。当受精时，如果是X型精子与卵子结合，形成XX合子，即为女胎；如果是Y型精子和卵子结合，则形成XY型合子，即为男胎，这就是决定性别的XY机理，也就是性别之谜的谜底。可见，决定胎儿性别的是精子，而不是卵子。

双胞胎与多胞胎的由来

双胞胎有单卵双胎和双卵双胎两种。

通常情况下，女子每个月排出一个成熟的卵子，这个卵子只和一个精子结合形成一个合子，发育成一个胎儿。如果一个成熟卵子和一个精子结合，形成合子，在胚胎发育早期受到某些因素的影响，受精卵第一次分裂形成两个卵裂球，而且这两个卵裂球被分开，或者在囊胚期出现两个内细胞群，以后便发育成单卵双胎儿。因为都来自一个受精卵，所以他们具有完全相同的遗传性，性别、血型及全身性状（如音容、笑貌、眼神、发色等）完全相似，甚至由遗传和环境因素共同决定的性状方面，如身高、肤色、智力乃至对疾病的易感性等也差不多。如果由于受某些因素影响，一次排出两个成熟卵子，同时各与一个精子结合而形成两个合子，每个合子各自发育成一个婴儿，这种双胎叫作双卵双胎。双卵双胎儿可能是同性，都是男孩或都是女孩；也可能是异性，即一个男孩，一个女孩；血型可能相同也可能不同。

单卵双胎如果在胚胎发育的较晚期才分开，并发育成两个胎儿，在两个胚胎分离不完善的情况下，便形成五花八门、无奇不有的连体儿，像两头一身、一头双身、两头相连、两臀相连、腹中胎、头中胎、口中胎等。据报道有一例女性连体双胞胎，有两头、四臂、两条腿、两个胃、一个肝和四个肾脏通入一个膀胱内，这个双胎儿，总是一个哭一个笑，一个醒一个睡。

单卵双胎与双卵双胎，往往只有分娩后根据其性别、胎盘胎膜及双羊膜囊的中隔组成才能判断。一次妊娠有两个或两个以上的胎儿称为多胎妊娠，其中以双胎多见。多胎妊娠的发生率可用单胎与多胎之比为$1:80^{n-1}$（n代表多胎数）推算：双胎发生率为$1:80$，三胎发生率为$1:6400$，四胎发生率为$1:512000$。孕妇家族中有多胎史者，多胎发生率较高。使用氯米芬等促排卵药物诱发排卵而妊娠者，多胎妊娠的概率也会有所增加。形成多胞胎的情况较双胞胎复杂，有的是由同一个受精卵发育而来，有的是由异卵发育而来。可以是一个受精卵发育期间分裂而来的，也可以是两个为同卵的，一个是并卵的。英国的科学家罗贝斯特、华莱士、莱奥隆三兄弟，则属于这种情况。罗贝斯特和华莱士是由同一个受精卵发育而来的，而莱奥隆是并卵而来的。四胞胎、五胞胎、六胞胎、七胞胎较少见，幸存者也很少，但也有都存活的。1962年，一位34岁的匈牙利女性生了六胞胎，全部存活。1979年，意大利一位女性生了八胞胎，7个存活。

至于多胎妊娠与遗传的关系，目前认为双胎和多胎有一定家族倾向，也就是说与遗传有关。但是多基因遗传还是单基因遗传，仍不能定论。

性交日期与流产率

美国科学家对965位妊娠女性受孕的性交日期进行调查统计发现，在排卵前3天及排卵后1天内性交及受孕的女性流产率最低，而在上述时间之外性交的怀孕流产率高。尽管人们通常认为排卵3天后性交不易怀孕，但这次调查却显示有25人在此期间受孕了，然而其中有6人（占24%）在以后发生了自然流产，这种流产可能与卵子老化有关。该调查是在临床确认妊娠之后进行的，即由调查妊娠6周以后的妊娠结果得出的结论。事实上，在临床诊断妊娠之前还有相当数量的受孕女性发生流产。因此可以确定，不恰当的性交时间会影响妊娠及导致流产。

减少精子数量的传染病

精子的产生数量会因为传染病而受到影响。如果男性传染上了流行性腮腺炎，其中至少会有1/5的人患睾丸炎。患睾丸炎的男性，如果睾丸达到很高的温度，就会发展成无精子症，造成男性不育。另外，在患疟疾、结核病、布鲁氏杆菌病等消耗性疾病时，由于营养和激素不足，精子在产生过程中可能会大量死亡，造成精子数量减少，出现暂时性不育。

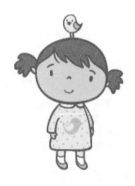

解决不孕不育，方法多多

婚后未孕就是不孕症吗

医学上对不孕症的界定为婚后有正常性生活，未采取任何避孕措施，同居2年而未能受孕者。据资料报道，婚后有正常性生活而未避孕的夫妇，60%在婚后6个月内怀孕，80%在9个月内怀孕，85%~90%在1年内怀孕，约有4%在婚后第二年怀孕。医学上又根据不孕的原因分为相对不孕和绝对不孕。相对不孕是指夫妇一方因某种因素影响了受孕或使受孕能力降低，导致暂时性不孕，该因素消除后，仍有可能怀孕，如丈夫精子数目少，或活动力减弱，经过治疗恢复正常后即可怀孕；绝对不孕是指夫妇一方有先天或后天疾病或生理方面的缺陷无法纠正而不能怀孕。

保证正常怀孕的条件

受孕是一个复杂的生理过程，必须具备以下条件：

- 卵巢排出正常卵子。
- 有正常数量和质量的精子。
- 卵子和精子能够在输卵管内相遇并结合成受精卵。
- 子宫内膜能够使受精卵植入。

以上环节中任何一项不正常，便会阻碍受孕。阻碍受孕的因素可能在于女方，也可能在于男方，还可能在于男女双方。

女性不孕的因素

（1）**排卵障碍**

■ 中枢性的影响：丘脑下部—垂体—卵巢轴功能紊乱，引起无排卵性月经及闭经；垂体肿瘤引起卵巢功能失调导致不育；精神因素，如过度紧张、焦虑对丘脑下部—垂体—卵巢轴产生影响，抑制排卵。

■全身性疾病：重度营养不良、过度肥胖、内分泌疾病，如甲状腺疾病及糖尿病等影响卵巢功能，导致无排卵及不孕。

■卵巢异常：先天性卵巢发育不全、多囊卵巢综合征、卵巢功能早衰及功能性卵巢肿瘤等影响卵巢排卵。子宫内膜异位症不但破坏卵巢组织，而且造成严重盆腔粘连导致不孕。

（2）输卵管因素

输卵管炎症引起输卵管不通是女性不孕的重要因素；有时输卵管腔虽然通畅，但因炎症损伤，使输卵管运送精子、卵子及受精卵的能力下降而造成不孕；子宫内膜异位症引起输卵管粘连或疤痕，使其蠕动受限， 运送精子、卵子及受精卵的能力下降而造成不孕。

（3）子宫因素

子宫发育不良、子宫内膜结核、宫腔粘连、子宫内膜息肉及子宫黏膜下肌瘤，或因黄体功能不良导致受孕卵不能植入。

（4）子宫颈因素

慢性子宫颈炎使宫颈黏液黏稠，并含有大量白细胞，不利于精子的活动和穿过，影响受孕；子宫颈息肉及子宫颈肌瘤可堵塞子宫颈管，影响精子穿过；子宫颈口狭窄也可造成不孕。

（5）外阴、阴道因素

包括处女膜闭锁、阴道横膈及先天性无阴道；严重阴道炎症会使大量白细胞消耗精液中的能量物质，降低精子活力，缩短其生存时间而影响受孕。

男性不育的因素

男性不育占不孕症的30％，其原因如下：

（1）精液异常

包括无精子、精子数目减少、精子活动力减弱及形态异常。引起精液异常的因素包括：

■ 先天发育异常。如隐睾症或先天性睾丸发育不全症等均不能产生精子。

■ 全身原因。慢性消耗性疾病、慢性中毒及过度紧张等可能影响精子产生，而性生活过频也可能使精子数量减少。

■ 局部因素。如腮腺炎并发睾丸炎或睾丸结核使睾丸生精功能异常；精索静脉曲张也会影响精子产生。

（2）精子运送受阻

附睾及输精管结核可使输精管阻塞，阻碍精子通过；阳痿或早泄可能使精子不能进入阴道，更谈不上进入女性输卵管与卵子结合。

（3）免疫因素

精子及精浆可在体内产生抗精子抗体，造成男性不育；射出的精子发生自凝而不能通过子宫颈黏液上行至子宫腔。

男女双方不育的因素

■缺乏性生活知识。

■夫妇双方因暂时未孕而过度焦虑、精神紧张。

■ 免疫因素。精液内含有多种蛋白，这些蛋白可作为抗原，在女性生殖道内吸收后，产生免疫反应，并在女性血液或生殖道局部产生抗体，这种抗体对精子产生凝集或制动作用，性交时对精子产生不利影响。15%～20%的不孕夫妇经系统检查找不到不孕原因，但经免疫学检查发现其体内存在抗精子抗体。这些不孕夫妇，用避孕套避孕一段时间后，可使抗体消失而怀孕。

不孕症应做哪些检查

不孕症检查主要分为男方检查和女方检查。男方检查重点做精液化验，女方检查主要包括以下几个方面：

■病史、全身及妇科体检。

■ 排卵功能检查。包括基础体温测定及子宫内膜活检等。

■ 输卵管通畅试验。包括输卵管通液试验或输卵管造影检查。

■ 性交后试验。

■ 腹腔镜检查。

■ 宫腔镜检查。

什么情况下可进行人工授精

人工授精是用人工方法将精液（或经过处理的精子）注入女性生殖道（如阴道、子宫颈内或子宫腔）内以取代性交途径使女性怀孕的一种方法。根据精液的来源不同又分为丈夫精液人工授精或供精者精液人工授精两种。前者适用于男方性功能障碍，如阳痿、早泄及尿道下裂等使精子不能进入阴道，或者性交后试验异常经治疗无效及子宫颈黏液内有抗精子抗体等。后者适用于男方无精子或男方携带有遗传病基因等情况。授精时间常选在排卵期，取仰卧位，抬高臀部，将精液或处理过的精子注入阴道、子宫颈内或子宫腔内。注意：人工授精所用的精子必须是经过处理的精子。

哪些情况需要做试管婴儿

（1）双侧输卵管不通

炎症、结核或子宫内膜异位症导致的输卵管梗阻、蠕动能力差、先天性的输卵管缺如、宫外孕等原因导致输卵管切除均使精卵无法相遇，经治疗后无效者，试管婴儿技术为这些患者架起了一座桥梁。可以说双侧输卵管无法复通是"试管婴儿"的绝对适应症。

（2）免疫性不孕

女性体内对精子产生免疫性抗体，经治疗后抗体无法消除者，可考虑试管婴儿。精液经过洗涤，在体外授精，从而避免女性体内免疫因素干扰。

（3）男性因素

男性性功能障碍，无法完成正常性交活动将精子送入女性体内者，可将精液经洗涤浓缩后，在体外培养下明确其是否有授精能力。

（4）不明原因性不孕

在目前的不孕不育检查条件下未找到明显的病因，并经其他治疗没有成功的患者，可考虑人工授精或试管婴儿等技术，获得约25%的妊娠率。

需要或想要做试管婴儿的夫妇年龄不能太大，女方年龄一般不超过40岁，男方不超过55岁。因为女方年龄过大，怀孕后流产率高，胎儿畸形发生可能性也比年轻者大，妊娠期合并症增加，做试管婴儿的大龄不孕女性除了同样存在以上的问题外，在促排卵时常常反应不好，第一阶段便被迫放弃治疗，卵子的质量相对差，妊娠率低，不容易成功。若男方年龄过大，生精功能有可能减弱，精子数量、质量及活动率等都有可能受到影响，而无法选取出优质精子进行授精，甚至需要寻求他精才能达到授精的目的。

试管婴儿如何进行

体外授精和胚胎移植即试管婴儿，是治疗绝对不孕（主要指女性双侧输卵管不通引起的不孕）和部分相对不孕的最后方法。第一，用药物促使排卵并对排卵情况进行监测；第二，从女性体内取出卵子；第三，将卵子放入试管内与精子培养一段时间，使卵子受精；第四，在受精卵发育到8～16个细胞时再移植到待孕女性的子宫内，使其进一步生长和发育；第五，移植后支持处理。自1978年世界上第一例试管婴儿在英国诞生以来，目前全世界已有数千家试管婴儿中心。我国的试管婴儿中心也已超过数十家，由试管婴儿技术妊娠和分娩的婴儿近千名。目前体外授精和胚胎移植的成功率为10%～20%。

孕前计划和体检

怀孕前检查
不可省略

婚前检查指恋爱男女青年登记结婚前的身体健康检查和对有关问题的咨询。其主要目的是及早发现男女双方是否患有不宜或暂时不宜结婚的疾病，特别是及早发现遗传病和遗传病携带者，防止遗传性、先天性疾病患儿的出生，保证遗传素质优良。所以，婚前检查可以说是实现优生的第一步。

婚前检查的具体内容：

■ 健康咨询。比如男女双方身体健康状况，是否患过传染病或精神病；目前有无心、肝、肺、肾重要器官的疾病；有无遗传病史；男女双方是否有近亲血缘关系，家族史要追溯到三代直、旁系亲属的健康状况，重点是遗传病、遗传缺陷及先天畸形。

■ 体格检查。全身一般体检和生殖器官的检查。婚前女性性器官检查不采用阴道检查，仅通过肛门检查了解内生殖器官是否正常，所以不必有什么顾虑。

■ 必要的化验检查。

■ 性生活指导及避孕方法介绍。

■ 讲解优生优育知识。

怀孕前
要查清的
一些问题

婚后如果打算要孩子了，就应该查清以下问题：

■ 有无对妊娠有影响的疾病，如糖尿病，癫痫和心、肝、肾主要脏器的疾病。另外，是否患有肺结核、精神病及性传播疾病。

■ 有无遗传性疾病的家族史。

■ 是否在服用避孕药。如果服用避孕药，应在咨询产科医生和内科医生后再决定能否妊娠。服用避孕药者应在停药后有过3次月经周期后再怀孕，这样也便于推算预产期。

■ 夫妻双方在工作中是否接触有损胎儿的化学品，如铅、汞、农药、X射线等，这些会影响受孕机会，并危及胎儿健康。所以，在怀孕前应调换一个较为安全的工作岗位，同时应告诉医生，以取得医生指导。

■ 是否有过不明原因的死胎、死产、新生儿死亡及屡次流产史，以估计此次妊娠的危险因素。

以上问题都应查清，如果对其中一点感到焦虑或困惑要及时请教医生，以选择有利时机妊娠。

周密的妊娠计划十分必要

如果夫妻双方在妊娠前就有一个周密的计划，并选择母体内外环境最有利的时期妊娠，将会给妊娠带来最好的开端，采取一些必要的措施，不仅可以增加受孕机会，也是拥有一个健康婴儿的最佳保证。因此，至少在准备妊娠前3个月就应做些准备工作。

夫妻双方应进行协商，对妊娠作出计划，例如把年龄因素、健康状况、工作环境、是否正在服避孕药、经济状况、住房条件及产后对婴儿的哺育等均考虑在内。一般而言，妊娠前至少戒烟酒3个月。妊娠初几个月是胚胎发育成形的关键时期，最容易受到有害因素的影响，必须保持健康的体魄、丰富的营养，并避免有害因素的影响。制订妊娠计划，才会有时间考虑一些相关的问题，而且为消除不利因素采取一些措施。

女性生育的最佳年龄段

从女性的生理和神经系统的发育及成熟条件来看，24～29岁怀孕和生育为最佳年龄段。

生孩子年龄过小，如18岁以下，女性的高级神经系统和骨骼系统尚未完全发育成熟，这时承担哺育孩子的重任，对母亲不利。另外，过早生育，对胎儿、婴儿也不利，胎儿体重过轻、畸形、早产、难产和新生儿死亡的发生率都比较高。

当然，生育年龄也不是越大越好。过晚生育，尤其是35岁以上生育，不仅难产率增加，而且唐氏综合征（又叫先天愚型或21-三体综合征）的发生率也随孕妇的年龄增长而增加。据调查显示：孕妇25～29岁时唐氏综合征的发生率为千分之一，30～34岁时为千分之二，35～39岁时为千分之五，40～44岁时为千分之十五，45岁以上为千分之三十。可见35岁以后其发生率急剧上升。这是因为随着女性年龄的增大，其卵巢功能将逐渐减退，而染色体的畸变率会随之增高。

可见，女性在24～29岁生育，不仅符合身体发育的条件，也符合优生优育的原则。

男性年龄对胎儿的影响

有资料显示，高龄男性的精子也可引起胎儿畸形，包括先天愚型儿。像高龄女性的卵细胞一样，高龄男性未发育的精子长期暴露在种种危险环境中，也可发生基因变异。25%～30%的先天愚型患儿的病因归于父亲染色体异常。男子年龄超过50岁（有的研究认为55岁），引起先天愚型儿的危险性增高。但到目前为止，有关男子年龄对胎儿影响的程度有多大尚无定论。主要有以下两方面的原因：其一，先天愚型儿的发生率低，而能存活下来的先天愚型儿则更少。其二，如先天愚型儿的父母均为高龄，那么就很难确定造成先天愚型儿的原因是源于男方还是源于女方。

许多专家认为，男性年龄与先天愚型和其他许多先天畸形有关，但风险性非常低微，国家卫生部尚未下达高龄丈夫的妻子也必须做产前诊断检查。优生保健医生也不会因此建议孕妇进行产前诊断，即羊膜腔穿刺。但是如果孕妇过度担心胎儿的发育，可以请教医生，再决定是否需要做产前诊断。

严重疾病患者，能否结婚生育

婚姻是一种社会行为，如果男女双方或一方在身体或心理上存在严重疾病，丧失婚姻行为能力而贸然结婚生育，这有悖于伦理道德及法律准则，从优育的角度出发，也是不适宜的。以下患者不宜或暂不宜结婚：

■ 严重传染病未治愈者，如麻风病、性病（梅毒、淋病、艾滋病等）。其他急性传染病，如急性病毒性肝炎、传播性肺结核等的传染期患者。

■ 重度智力低下者，如先天愚型、重度克汀病、脑瘫后遗症、脑炎后遗症等患者。

■ 遗传性精神病者、癫痫未治愈者及各种遗传病患者。

■ 未矫治的生殖器官畸形者，如无阴道或处女膜闭锁等。

■ 严重心脏病、肾炎合并心衰、肾衰者。

以上疾病患者，有些不宜结婚，有些在疾病尚未治愈前暂不宜结婚。伴性遗传病、隐性遗传病、染色体平衡移位等患者虽可以结婚，但必须控制生育。

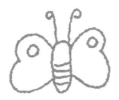

优生与遗传——亲子遗传的奥秘

遗传如何复制

"咱们的宝宝会像谁？"即将当爸爸和妈妈的年轻夫妇总喜欢提出这样的问题。

"子不肖其父，则肖其母。"生物界就是这样，从动植物到人类，每一个亲代都按照自己的模式去复制"子女"。"子女"总是保持着和父母类似的体型和生理功能特征，再按照原样传达给第二代子女，每一代都能"复制"出与自己相同或相似的下一代，一代代传下去，直到百世千年之后，新个体仍和他们的远祖基本上保持同一模样，这种现象叫作遗传。一个人的肤色、头发的卷直、个子高矮、眼神以及音容笑貌乃至步态等，都可叫作"性状"。一个人身上具有成千上万个性状，都可从亲代传给子代。

遗传规律决定了人不仅能复制和自己一样美貌、聪慧的后代，即把优良的"性状"一代代传下去，还可复制与自己患同样疾病，或具有同样缺陷的后代，即把劣性"性状"传给后代，甚至对疾病的敏感度也十分相近。

变异是怎么产生的

世上不会有两个完全相同的人，即使相像到难以辨认、来自同一个卵细胞的孪生儿，也有其不同的特征，这种生物前代与后代之间的差异叫作变异。父母都希望孩子吸取自己的优点，摒弃自己的缺点，然而令人失望的变异与遗传一样，往往违人心愿。"任性"的遗传规律把父母的优劣"性状"全部通过精子和卵子传给后代，使后代酷似双亲。不仅保持了父母的优点，而且也继承了双亲的缺点。变异也是如此，有的变异使后代"青出于蓝而胜于蓝"，而有的变异却可危及子孙。怎样才能使遗传优良，使变异遂人心愿呢？这是优生学主要研究的课题。

遗传和变异是生物界的一种普遍现象。遗传使物种保持稳定，生生不息，而变异使生物进化、发展。没有遗传，物种就难以相对恒定；没有变异，生物界就会永远停留在单细胞阶段，而不会像现在这样，拥有一个庞大的社会和丰富多彩、生机盎然的自然界。

遗传的信使——染色体

父母传给子女的究竟是什么？靠什么遗传给子女？遗传学家已经揭开了这个谜。可以证实，代代相传下去的不是亲代的现成物质，而仅仅是亲代的遗传"信息"，即遗传密码的传递。这种"信息"不是虚无缥缈的虚构，而是有实实在在的物质基础，这就是父亲的一个精子和母亲的一个卵子。"男女媾精"，精子的核融进了卵细胞，两个细胞的核融在一起，成为受精卵的核，父母的全部遗传"信息"就蕴藏在受精卵的细胞核的染色体上，染色体可谓是遗传的信使。

人体细胞有46条染色体，两两成对，即23对，其中22对男女都一样，称为常染色体，另一对是男女两性不同的，叫作性染色体。性染色体决定了人的性别。男性性染色体由X和Y组成（XY），女性则由两条X染色体组成（XX）。

20世纪初期，摩尔根和其他遗传学家又进一步证实，每条染色体上有许许多多的遗传"因子"，像"念珠"一样，呈直线排列在染色体上，摩尔根把这些遗传因子叫作"基因"。人至少有5万多个基因，这些基因小到连光学显微镜也看不见的程度，但它威力无比，是人体各种性状的控制者。

优生学是研究生育优秀新生儿的学科，可分为两种。一种叫预防优生学，也叫负优生，它着重于预防遗传缺陷和先天性疾病，减少不良的个体产生，这种优生学的目的是通过淘汰劣质的手段达到的。另一种优生是演进性优生学，也叫正优生，或积极优生，它的目的是极力促进体力和智力优良的个体繁衍，通过遗传工程技术，改造遗传物质，控制个体发育方向，使后代更完美，这种优生学是研究如何生出优质后代的优生。预防优生与演进优生的目的一致，都是为了降低不利遗传因素，提高有利遗传因素，以此提高人口素质。

优生是采取一系列措施以保证诞生的下一代素质优良。因此，凡是与能保证出生一个素质上健康聪明的个体有关的措施和方法，都可以包括在优生学的范围之内，优生学的内容包括：

■ 对青年进行优生宣传教育，包括择偶时应考虑的健康及遗传因素，避免近亲结婚等。

■ 婚前进行身体健康检查，不宜结婚或暂缓结婚者，应听从医生的劝告或指导。

■ 了解最佳生育年龄、最佳受孕时机，使受孕在较好条件下完成。

■ 夫妻双方均应学习孕期保健知识，及早进行产前检查，必要时需进行产前诊断，以避免严重缺陷儿出生。

■ 做好围产期保健、分娩监护及新生儿保健，这样可减少因出生时缺氧等所致的出生缺陷。

目前，在优生学领域主要开展婚前教育、遗传咨询及产前诊断三大部分工作，这些工作都是优生学的重要内容。

优境学与优形学

通过改善环境来提高人类素质的科学研究称为优境学；以化学、营养学及外科学等手段来达到改善个体生长发育，使其最终在外表上显露出来的科学研究称为优形学。

优境即优良环境，胚胎发育的内外环境应该良好，适合胚胎发育。在胚胎发育环境中最重要的是孕妇合理营养，及避免接受外界不良因素影响。

孕妇的饮食应含有足够的动物蛋白质、氨基酸及适量的碘，这些对胎儿大脑及全身发育有极好的作用。婴儿在2岁前，大脑的细胞仍处于发育和增殖状态。因此，这期间应当多补充蛋白质食物，使婴儿的遗传素质得到进一步发挥和发展。

孕妇的外环境包括情绪和有害物质作用。孕期应保持情绪稳定、心情舒畅及劳逸适度。孕期应避免某些病毒感染、接触放射线及某些有害化学物质，特别是在早孕期，胎儿如果接触有害因素后会发生畸形，在中晚孕期接触有害因素会引起胎儿功能障碍。

种类繁多的遗传性疾病

每个人都继承着父母及上几代人的遗传基因，而父母或上几代人的遗传基因有些是健康的，有些是带疾病的，所以父母既把健康的基因传给后代，也会把带病的基因传给后代。通过基因遗传给后代的疾病就叫遗传性疾病。

遗传性疾病的种类很多，目前掌握的有3000多种。不同的遗传性疾病的遗传方式也不一样。有的病症会在自己下一代出现，有的病则在第二、第三代才会发作。自己身体里有某种遗传病的基因但本人却不发病，这种人叫携带者。当父母双方都是同一遗传病的基因携带者时，这种病就可能会在下一代身上出现。

我国的遗传病患者高达几千万，仅痴呆病人就有500万左右。如果对遗传病不能进行有效的防治，遗传病患者、遗传病基因携带者人数将会增加，这不但会降低民族的生存素质，而且会影响国家的繁荣和发展。

认识遗传性
疾病的特点

遗传性疾病一般有以下特点：

（1）先天性

因为其发病的原因是遗传物质染色体或基因异常，所以这种病症是先天性的，与生俱来的。但是，不一定在出生时就表现出来，有些遗传病到青少年时期，甚至中年以后才会发作。

（2）终生性

多数遗传病终生难以治愈，如21-三体综合征、白化病等。有些病如能及早诊断和治疗，则可缓解其症状或避免其发病。这就必须开展遗传病普查，才能使某些遗传病在早期得以治疗。如苯丙酮尿症患儿，若能在出生时就检查出来，在出生后3个月以内就得到正规的低苯丙氨酸饮食治疗，并持续治疗直到6周岁，就有可能避免出现智力发育迟缓现象。

（3）遗传性

遗传病患者婚后生育，会将致病因子按一定规律传给后代。

父母血型是
如何遗传的

血型是很复杂的，大约有100种血型系统。通常所说的血型是红细胞血型，主要是ABO血型系统，即把人的血型分为A型、B型、O型和AB型四种。A型人的红细胞上有A抗原，B型者有B抗原，O型者无抗原，AB型者有A抗原和B抗原。依血型的遗传规律，可以形成一个固定的遗传模式。已知父母的血型，就可以推测子女可能是什么血型，不可能是什么血型。

由于母子"血型不合"，可使母体产生抗体，致使胎儿及新生儿发生溶血症，所以，知道了夫妻双方血型，也就可以推测未来的孩子会不会发生溶血症，以便采取一些防治措施。ABO溶血症常见于母亲为O型，孩子为A或B型（父亲为A或B型）。

亲子间的血型遗传关系，对法医的亲子鉴定，有一定参考价值。

近亲婚配麻烦多

近亲是指人类群体中某些人共有同一祖先。直系近亲指有"垂直"的血缘关系，如父母与子女、祖父母与孙子女、外祖父母与外孙子女等。旁系近亲指兄弟姐妹、堂兄弟姐妹、表兄弟姐妹、舅、姨、姑、伯、叔等。三代以内有共同祖先的即为"三代内的旁系血亲"。

近亲结婚的危害主要在于遗传病的发生和再遗传。这是由于近亲夫妇所携带的相同基因的可能性很高。有的遗传病必须是"纯合子"才发病，也就是说只有当父母都有共同的"致病基因"并结合时，后代才明显发病。在一般的非近亲婚配关系中，这种相同的致病基因结合的可能性是极少见的。

事实证明，近亲夫妇的后代中，各种先天畸形、先天缺陷、侏儒症、智障等明显增加。为了家庭的幸福和民族的兴旺，应避免近亲婚配。

怎样预防遗传病的发生

在现代医学条件下，对待遗传性疾病，只能采取防止或减少其出生的措施。为此，应注意以下几点：

（1）**避免近亲结婚**

近亲婚配者，因相同致病基因结合在一起的机会大大增加，其子女中遗传病、智障的发生率较一般青年男女随机婚配者高十几到几十倍。

（2）**加强遗传咨询**

对以下情况者，婚前、孕前、孕早期时应及早到遗传咨询门诊向专家咨询：有遗传病家族史者；女方年龄35岁以上，男方45岁以上；有生育畸形胎儿史；有屡次流产或胎死宫内史；孕期接触过致畸物质，如接触放射线、同位素、农药、致畸药物等；早孕期患有病毒感染，如感染风疹、流感等。

（3）进行产前诊断

经过遗传咨询，对可能怀有异常胎儿的孕妇作胎儿出生前诊断，以了解有无先天性疾病或遗传性疾病。常用的方法有羊膜腔穿刺抽羊水做各种检查，还可用B超、胎儿镜检查等。

（4）及时终止妊娠

经产前诊断，发现有严重病症者，可以及早终止妊娠，防止先天畸形或遗传病儿出生。

什么是定时妊娠法

定时妊娠法是通过掌握自己身体的节律，选择恰当的房事时机，使新鲜的卵子和充满活力的精子结合而怀孕的方法。日本学者市川茂孝认为，生育先天性异常婴儿或发生自然流产的主要原因不是遗传，而是与人类性交时间不适宜有关。

女性排卵一般在月经前14天左右。例如，一个月经周期为30天的育龄期女性，排卵一般发生在月经第16天左右。如果月经周期为40天时，排卵在月经第26天左右。因此，如果在排卵日太靠前的时间性交，到了排卵的那一天，使卵子受精的精子已经老化。同样，在过了排卵的时间过久性交，精子倒是很有活力，但由于卵子已经老化，所以形成不健康的受精卵，最终发育成为畸形胎儿或流产。因此，只要我们能为精子和卵子创造良好的生存环境，预先计划好受精的时间，并使子宫的环境保持良好的状态，即可以提高新生儿的素质。

由于围产保健的落实和各种产前诊断方法的采用，在医学上已能在宫内对胎儿先天畸形进行诊断，并采取相应的补救措施。目前主要是利用人工流产或中期引产方法，及时终止这些有缺陷的妊娠。但事实上，有些妊娠并不一定必须终止。

在试管婴儿技术中，为了获得较高的妊娠率，应用促排卵药使多个卵泡成熟，同时将多个受精卵植入子宫内，因而常常出现多胎妊娠。过多的胎儿数（如三胎妊娠、四胎妊娠）会对胎儿发育和预后产生不良影响，现在许多不育治疗中心在B超指导下进行减胎术。将过多的胎囊吸出，或注入药物使胎儿心跳停止，以保证保留的胎儿能够有足够的营养和空间去发育成长。

另外，对有先天缺陷的胎儿，如果能在宫内及时治疗，将会改善胎儿预后。如胎儿患泌尿道梗阻时，可导致肾盂积水及肾脏功能损害，出生后因肾衰竭而死亡。如果在孕期切开子宫，取出胎儿施行输尿管造瘘术，以缓解泌尿道梗阻，然后再将胎儿放回子宫，缝合羊膜腔及子宫壁，这样新生儿出生后就不会发生肾衰竭了。胎儿脑积水也可在子宫内治疗，通过脑脊液引流，降低颅内压，从而避免脑组织萎缩，减少出生后智力发育异常或死亡。

孕前营养的科学准备

营养摄入要均衡，母子健康有保证

如今，年轻的夫妻都知道优生优育要从胎儿期抓起，特别是要注意科学膳食，为胎儿发育提供足够的营养素。然而，营养准备应当从准备怀孕前就要调整。如果等到怀孕后才把膳食营养与膳食行为提上议事日程，孕妇和胎宝宝可能要付出健康的代价，胎儿的发育往往也会受到消极的影响。那么，在营养方面，怀孕前要做哪些准备呢？

■ 保证热量的足够供给，最好在每天供给正常人需要的2200卡路里的基础上适当增加。

■ 保证充足蛋白质的供给，男女双方在饮食中摄取蛋白质40克~60克，保证受精卵的正常发育。

■ 保证脂肪的供给。脂肪是机体热能的主要来源，其所含必需脂肪酸是构成机体细胞组织不可缺少的物质，增加优质脂肪的摄入对怀孕有益。

■ 充足的无机盐和微量元素，钙质、铁、锌、铜等构成骨骼、制造血液、提高智力，维系体内代谢的平衡。

■ 提供适量的维生素，有助于精子、卵子及受精卵的发育与成长。具体吃多少，下文的建议仅供参考，但是也要因人而异。

孕前每天食物摄入量

建议夫妻双方孕前每天摄入肉类150克～200克、鸡蛋1~2个、豆制品50克～15克、蔬菜500克、水果100克～150克、主食400克～600克、植物油40克～50克、坚果类食物20克～50克、牛奶500毫升。具体到每个人应因人而异，不需强求。

男性孕前应多食用一些能提高精子质量的食物，如鳝鱼、泥鳅、鱿鱼、带鱼、鳗鱼、海参、墨鱼、蜗牛、山药、银杏、冻豆腐、豆腐皮等。这些食物中含有丰富的赖氨酸，赖氨酸是精子形成的必要成分。

男性体内缺锌可使性欲降低，精子数目减少。如果遇到这种情况，应多吃富含锌的食物，如牡蛎、鸡肉、鸡蛋、鸡肝、花生米、猪肉等。食用这些食物时切记不要过量饮酒，以免影响锌的吸收和精子质量。

○ 含咖啡因的饮料

咖啡因会引起女性生理变化，在一定程度上改变女性体内雌激素、孕激素水平，从而间接抑制受精卵在子宫内的着床和发育。咖啡、可可、茶叶、巧克力和可乐等饮料中均含有咖啡因。计划妊娠的女性或孕妇大量饮用含有咖啡因的饮料后，均会出现恶心、呕吐、头疼、心跳加快等症状。

大量咖啡因会通过胎盘进入胎儿体内，刺激胎儿兴奋，间接影响胎儿大脑、心脏和肝脏等器官的正常发育，使胎儿出生后体重较轻。因此，建议计划妊娠的女性尽量不喝含咖啡因的饮料。

○ 致敏食品

致敏食品对胎儿的影响尚未引起人们的重视，但事实上，某些致敏食品很可能会引起流产、早产、畸胎等多种不良后果。因此，女性孕前应慎食致敏食物。

○ 腌制食品

腌制食品含有致癌致畸的亚硝酸盐、苯并芘等，对孕育胎儿很不利。

○ 添加剂过多的食品

准备怀孕生子的夫妻应尽量选用新鲜天然的食品，避免食用含食品添加剂、色素、防腐剂的食品和熟食。水果蔬菜要洗净后再食用，以免农药残留。

孕前不宜多吃的食物

计划妊娠后，女性在饮食方面要多加注意，以健康为原则。有些平时自己钟爱的食物可能会对胎儿不利，如辛辣食物、味精、糖、罐头等，建议女性在妊娠前尽量避免过多食用。

（1）火锅

火锅在短时间内的加温并不能将存在于肉类或海鲜中的致病菌或寄生虫完全消灭，应少吃。

（2）油条

油条在制作过程中使用的明矾是一种含铝的无机物。铝可通过胎盘侵入胎儿体内，影响胎儿智力的发育。摄入铝过多还会抑制孕妇对铁质的吸收，可加重孕妇贫血。

（3）甜食

高糖食品会消耗大量的钙，加重女性妊娠期间缺钙。另外，高糖食品含热量高，过多食用会造成女性孕期超重。

（4）辛辣食物

辣椒、胡椒、花椒等调味品刺激性较大，多食会引起便秘。计划妊娠的女性大量食用辛辣食物后，同样会出现消化功能障碍。对平时习惯吃辛辣食品的女性孕后也要适当减少。

（5）味精

味精的主要成分是谷氨酸钠。摄入过多的谷氨酸钠，会影响母体对锌的吸收，不利于胎儿神经系统的发育。当然，少量短时间使用不至于产生严重后果。

（6）罐头食品

罐头食品中含有的添加剂和防腐剂是导致畸胎和流产的危险因素，也不宜大量食用。

优生环境的创设

胎儿主要
器官形成
的时间

妊娠早期（通常指妊娠头三个月）是胎儿组织器官分化、形成、发育的关键期。此时的胎儿最娇嫩，最容易受到内外环境中有害因素的影响，而形成发育障碍，或者发育异常，并造成各种先天缺陷。以下表格展示了胎儿各种器官形成的时间（指精子与卵子结合后时间）：

胎儿各器官塑造成形的时间

前神经孔的闭合	17~40天
眼泡形成	17~37天
口唇形成	29~58天
腭的闭合	40~100天
心室中隔形成	29~54天
肛门膜破裂	37~58天
上肢芽出现	20~43天
下肢芽出现	21~50天

胎儿主要
器官畸形
发生的时间

妊娠头3个月是胚胎主要器官塑造成形的时间，也是先天畸形好发的时期。在此期间，一个充其量针尖大小的受精卵，重演了生物进化的全过程，发育成为长约9厘米、重约14克的胎儿，其变化之迅速可想而知。在这一时期胎儿最容易受到内外环境的影响，因而易使"成形"有误，出现先天畸形。胎儿主要器官畸形发生的时间如下：

主要先天畸形及其发生时间

畸形表现	受精后周数
心脏异位、脐膨出、缺肢、并腿畸形	第3周
缺肢、脐突出、气管食道瘘、脊柱裂	第4周
脊柱裂、白内障、气管食道瘘、颜面裂	第5周
先天性心脏病、白内障、兔唇、无下颌、腕踝脱离	第6周
先天性心脏病、白内障、腭裂、小下颌、指脱离	第7周
先天性心脏病、短头、内眦皮赘、鼻骨脱落	第8周

不良情绪会影响胎儿发育

孕妇与家人有良好的心态、愉悦的情绪、积极的暗示会给胎儿积极的精神营养，这种良好的心理暗示要比物质营养更重要，是胎儿身心健康发育发展的保证，在这样心态下发育成长起来的胎宝宝，一定是一个身心健康、聪明伶俐的宝宝。

事实上，不少孕妇怀孕期间并不是很愉悦。部分孕妇容易猜疑自己的宝宝是否会不正常。一方面是受网络、媒体片面宣传的影响，谈虎色变，听信传闻，莫名其妙猜疑自己的胎宝宝会不会也有问题；另一方面，一些孕妇是由于某些特殊事件，如孕初期意外服用某种药物，如服避孕药期间怀孕，带避孕环怀孕等，致使忐忑不安；还有一些孕妇是由于家庭成员的突发事件，如亲人突然丧生、家庭变故等，这些都会使孕妇产生极度悲伤、恐惧、焦虑情绪。孕妇长时间情绪异常，极端恐惧，这些不良情绪会使孕妇体内产生一种化学体液，将远远大于致畸因子的影响。遇到这些情况，要及早咨询医生，请医生帮助分析危险程度并提出合理建议，及早放下包袱，调整好情绪。如果孕早期的确接触过致畸因子，如致畸药物、放射线等，应及早进行优生咨询，医生会帮助你分析，也会进行一些相关检查，如超声波检查等，使准妈咪获得关于胎儿情况的一些信息。这些都可帮助孕妇安心照顾自己及宝宝。如果孕妇的情绪已经发展到抑郁，必要时可看专业的优生咨询医生或心理医生。

现代生活中，有些媒体经常会发布市面上正在销售的某种食品含有添加剂，某个初生婴儿为怪胎等令人触目惊心的消息。这些信息可能是真实的，但往往是极个别现象。即使有一次不小心服用了某种药物或食用了某种食品，甚至接触了放射线，一般不至于引起胎儿异常。相反，如果长时间焦虑、忐忑不安，导致体内分泌特殊的有害化学物质，或许这才是造成胎儿异常的真正原因。

不能轻易做人工流产

像我们经常要对很多事情进行选择一样，对妊娠也要作出选择。在没有准备的条件下怀孕怎么办？在服药期间怀孕怎么办？在发高烧时怀孕怎么办？在饮酒后怀孕怎么办？在孕早期接受了放射线怎么办？其实，真正经过周密计划而怀孕者并不是百分百，大多数人都有这样那样的不如意，我们不必为太多的所谓风险担心。因为真正由偶尔一次服用药物或其他环境因素所致的畸形不到1%，而大多数孕妇在知道怀孕以前所用的药物并不是绝对的致畸剂。如果你打算做人工流产，应该考虑以下问题：你现在还年轻吗？你下一次还能怀孕吗？你下一次能保证不感冒、发热或口服更有害的药物吗？你下一次妊娠的环境一定比这次更理想吗？

你可以请教有经验的医生，也可多请教几个医生，权衡风险和利弊。如果你决定留下这个胎儿，就要充满信心地面对宝宝，因为任何担心或不安的情绪和心态均不利于胎儿的健康成长。

关于"TORCH"感染

"TORCH"是什么？它是几种在孕早期对胎儿有致畸作用的病原体的英文名称的字头，其中T代表弓形体，R代表风疹病毒，C代表巨细胞病毒，H代表疱疹病毒，O代表其他病原体（如柯萨奇病毒、肝炎病毒、梅毒螺旋体及B-19病毒，流感病毒等）。孕妇如在早孕期感染TORCH，这些病原体可通过胎盘感染胎儿，造成胎儿畸形、死胎或流产等。如感染风疹病毒，存活者会引起胎儿先天性风疹综合征，这种胎儿可能表现为小头畸形、白内障、先天性心脏病、聋哑等。早孕期感染流感病毒，胎儿可出现兔唇、无脑或脑积水等。

孕早期感染这些病原体后孕妇自身常无明显的自觉症状，或仅仅表现为轻微的类似感冒的症状，因此，社保部门应重视对青年男女乃至全社会都进行优生优育的宣教工作，比如对青年男女进行预防接种，对孕妇进行TORCH感染筛查工作。

宠物与弓形体感染

弓形体感染是由鼠弓形体感染引起的疾病，通常为无症状或为亚临床型。孕妇弓形体感染可威胁胎儿，导致流产、早产、胎死宫内及宫内感染等。

急性弓形体感染引起胎儿的病变差异很大，主要与感染的时间、弓形体穿过胎盘的数量、毒性以及母体对病原体的免疫状态有关。先天性感染的表现比后天感染要严重。先天性弓形体感染如果发生在孕早期，可能引起胎儿畸形，主要包括脑积水、小脑畸形、脉络膜视网膜炎等。孕3个月以后感染可引起胎儿多器官损害，如肝脾肿大、心肌炎及血小板减少症等。少数患儿到儿童期才引起脑积水，智力障碍及癫痫。无症状感染可引起胎儿宫内发育迟缓及早产。

近几年来，随着人们生活水平的普遍提高，城市中养猫、养鸟的家庭日益增多，而猫是所有动物中最易感染上弓形体病的动物，通过猫的粪便会将此病传染给孕妇，再感染给胎儿；现在涮、烤饮食大受欢迎，吃不熟的猪、牛、羊肉而发生的弓形体病也逐渐增多。如果孕妇有何疑虑，可到医院检查弓形体抗体，必要时做B超检查。孕前已确诊患过弓形体感染的孕妇，孕早期无须做人工流产。

风疹病毒
感染与胎儿
缺陷

孕早期感染风疹病毒（RV），将对塑造成形期的胎儿产生严重损害，它是病毒中危害胎儿的第一号杀手。所以世界各国都很重视此项病毒的防治工作。孕早期感染风疹病毒，可通过胎盘感染胎儿，引起流产、先天性风疹综合征及胎儿宫内发育迟缓等。

先天性风疹综合征是指孕早期孕妇感染风疹病毒所引起的胎儿多发畸形。因为孕早期是胎儿塑造成形期，而孕中后期就不会造成畸形。主要先天缺陷包括眼部畸形（如先天性白内障、小眼畸形、斜视）、头小畸形、先天性心脏病、聋哑、腭裂、短指和并指、尿道下裂及溶血性贫血等。孕妇感染风疹病毒越早，胎儿畸形发生率越高，畸形程度也越严重。据统计，在妊娠第一个月内感染风疹病毒的，患先天性风疹综合征的比率可达50%，第二个月为30%。由此可见，早孕期避免风疹感染至关重要。一旦早孕期被确诊为风疹病毒感染，则应做人工流产。

风疹属于终生免疫类疾病，即感染过风疹者，终生对风疹有免疫力，不会再被感染。所以，青年女性应进行预防接种，具体事项可咨询产院或社区。风疹疫苗注射时间，至少在孕前3个月，因为注射后大约需要3个月的时间，人体内才会产生抗体。风疹注射的有效率在98%左右。国内使用最多的是风疹、麻疹、腮腺炎三项疫苗，称为麻风腮疫苗。

巨细胞病毒
感染对胎儿
的影响

孕妇感染巨细胞病毒（CMV）的症状，往往像患轻感冒那样轻微，但它却是仅次于风疹病毒的第二号杀手。

孕早期感染可引起流产、胎死或先天性心脏病、唇裂、腭裂等；孕中晚期感染可引起新生儿黄疸、肝脾大、小脑畸形、脑积水、脑软化、白内障、巨细胞病毒性肺炎等。围产期巨细胞病毒感染更为常见，妊娠后期孕妇宫颈分泌物中巨细胞病毒检出率达20%～30%，新生儿发生过围产期巨细胞病毒感染达3%～10%。

在早孕期诊断患有CMV感染的孕妇应做人工流产，在孕中期孕晚期诊断患有CMV感染应检查胎儿是否畸形。从宫颈分离出巨细胞病毒者足月妊娠时应考虑剖宫产术终止妊娠，以减少阴道分娩引起新生儿围产期感染的机会，并应避免母乳喂养。

带状疱疹病毒感染对胎儿的影响

孕妇在妊娠早期感染水痘-带状疱疹病毒后会引起流产或胎儿畸形。它的致畸作用较巨细胞病毒感染弱。常见的畸形有眼部畸形（如小眼球、独眼、白内障及视盘萎缩）、神经系统功能缺陷（如大脑皮质萎缩及痴呆）及骨骼和皮肤损伤。

疱疹病毒感染主要为儿童疾病，但孕妇及免疫力低下者也会感染。孕妇尤其是在临产前数日最易感染。胎儿在宫内也容易受累。

病毒性肝炎对母胎的影响

病毒性肝炎是我国常见的多发病，孕妇患肝炎和急性重型肝炎的发生率是非孕妇的6倍。孕妇患肝炎后，孕早期妊娠反应较重，孕晚期妊娠期高血压疾病的发生率增高，并且容易发生弥散性血管内凝血（简称DIC），致产后大出血，严重者可致生命危险。早孕期肝炎病毒感染可引起胎儿畸形、流产、早产、胎死宫内、死产及新生儿死亡等。

因此，确诊妊娠后应及时做有关的化验和检查。孕早期合并乙型肝炎，尤其是HBsAg（澳抗）和HBeAg阳性时，宜行人工流产终止妊娠。孕妇晚期诊断为肝炎时，不主张终止妊娠，而应予以保肝治疗。分娩期应注意产程进展，避免产程延长，如无产科指征，应阴道分娩。分娩前注意配血，以备在产后出血时能及时输血，产褥期应继续保肝治疗，应用抗生素预防感染，不使用对肝脏有损害的药物，重症肝炎及传染性肝炎产妇最好不要哺乳。新生儿娩出后，常规取脐血检查各项肝炎的病毒抗原标志，出生后应给新生儿清洁全身，预防性注射乙肝疫苗及特异性免疫球蛋白。

射线对胎儿的影响

X射线和放射性同位素等是人们不可缺少的疾病检查手段。但对孕妇来说，如过量接受照射，特别是孕早期腹部过量照射，会导致流产、胎死宫内，或胎儿严重畸形等；孕中期过量照射会对胎儿的生殖器、牙齿、骨髓、大脑等发育造成不良影响。广岛及长崎原子弹爆炸后，存活孕妇中约28%发生流产；出生婴儿中有25%在一年内死亡；另有25%存在畸形，主要为神经系统畸形，如小头畸形、小眼畸形及智力低下等。如射线引起生殖细胞基因突变，则可能于数代之后才表现出畸形。

判断X射线检查是否对妊娠有影响，要考虑照射的时间长短、照射的部位及照射时的孕周等因素。一般来说，照射剂量小、时间短，在孕中期、孕晚期，部位在孕妇胸部或四肢，X射线对胎儿的影响小。

孕妇高热对胎儿的影响

孕妇高热（孕妇发热）对胎儿的影响表现在两个方面：第一，高热常由感染引起，如风疹病毒感染及流感病毒感染等，这些引起发热的病毒可在早孕期引起胎儿畸形。第二，高热本身对胎儿中枢神经系统有一定影响。孕早期（孕3个月以内）高热可能引起胎儿中枢神经系统异常，如无脑儿及脊柱裂等，并会影响神经细胞发育。有研究证实，孕妇在怀孕4~6周发过高热（通常指39℃以上），婴儿可能出现智力障碍、癫痫发作、小脑畸形及出生后生长缺陷。由于胎儿脑组织等对高热敏感，因此，即使在孕中、晚期出现高热，也会对胎儿神经系统发育产生负面影响。因此，孕妇发热时应设法降低体温，然后再查找原因，进行诊治。许多孕妇担心服药对胎儿不利，因此常常对发热不能及时诊断和处理。实际上，可由医生选用对胎儿无害的药物，及时治疗，以保证母子健康。

孕早期尽量少用电脑

在怀孕3个月以前，孕妇最好尽量远离电脑，避免电脑产生的电磁辐射对胎儿的伤害。若必须使用电脑的话，应与屏幕保持一臂的距离。即使是其他同事的电脑，也要与它保持一定的距离。

孕中、晚期，孕妇也不要整日坐在电脑前，否则会影响胎儿的发育。除了必须完成的工作外，上网浏览、聊天、游戏之类的乐趣都应暂时放弃。

○ 调换安全的位置

要留心别人的电脑从侧面或背面产生的辐射，坐在几台电脑中间是最危险的，孕妇可请求将座位调换到靠窗的角落里，远离众多电脑。

○ 使用防护装置

孕妇可以在电脑显示器上放置一个电脑保护屏。电脑保护屏是一种细金属网状物，放置在电脑显示屏上可屏蔽至少75%的电磁辐射。孕妇最好穿上防辐射服，这样可以遮挡电脑对胸腹部的电磁辐射。

孕妇看电视要节制

电视机显像管工作时会产生一些射线。那么，电视机的射线会对胎儿产生影响吗？根据国际有关规定，电视机的安全标准为电离辐射率不超过0.5毫伦。我国有关部门对进口及国产电视机检测发现，电视机电离辐射率远远低于0.5毫伦，说明人体不会受到电视机射线的危害。但是，孕妇看电视不宜时间过长，并应避免看刺激性较强的电视节目，以防止疲劳和紧张，从而影响孕妇正常的睡眠和休息。

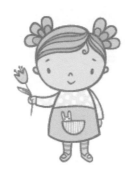

第二章
妊娠期保健

精子和卵子在输卵管内结合的一瞬间，小生命便由此
诞生了。让我们一起来探索生命开始的神秘过程吧。

怀胎十个月

第1个月
(0～3周)

○ 孕妈咪的身体

（1）小生命开始孕育

第1～2周是女性受孕的准备期，也就是说月经周期的中期后，即月经来潮前14天是排卵期，这时男女性交，才是精子和卵子结合的好时机，当第3周精子卵子结合时，一个新的小生命便开始孕育了。但是孕妈咪尚不能察觉到自己已有身孕，无不适感觉。子宫仍如孕前那样像鸡蛋大小，自己在腹部摸不到子宫底。与妊娠前相比，身体基本没有变化。

（2）提示妊娠的体温曲线

第3周，孕妇的身体处于精子和卵子相遇并受精的阶段。如果测试基础体温，基础体温曲线显示从低温期向高温期过渡的日期就是排卵期。如果排卵后没有妊娠，高温期大约持续2周后转为低温期，开始新的月经周期。如果精子与卵子结合，就是"受孕了"，高温期将持续，这种特殊的体温曲线提示你已有身孕。

（3）月经逾期

如果你月经一向规律，却突然停经，且有性交史，首先应当想到是怀孕了，就要尽快确定是否妊娠。月经逾期不来，首先应当用测孕试纸测验是否妊娠，如果阳性则是妊娠，如是阴性，过几天还要复测，复测后呈阳性，就应到医院产科进一步确诊，并做相应检查。

○ 胎宝宝的成长

（1）桑葚胚形成

第3周是女性的排卵期，成熟的卵子从卵巢排出后跨过腹腔，到达输卵管的壶腹部等待精子的到来，精子和卵子在输卵管相遇形成受精卵后，立即以几何级数的方式进行着快速分裂，即1分为2，2分为4，4分为8，……成倍地分裂，像滚雪球似的增大。此时，受精卵形成桑葚一样的细胞团，叫桑葚胚。

（2）**胚盘形成**

桑葚胚细胞团继续分裂，由于外周细胞比内部细胞分裂较快，所以内部形成囊泡，囊泡内形成一个板块状结构，叫胚盘，而胚盘则发育成将来的胎宝宝。

（3）**胚胎着床**

受精卵4~5天后才能到达子宫。到达子宫后，受精卵会先在子宫腔内自由活动3天左右，等待子宫内膜充分做好准备。约于受精后7天时受精卵开始着床于准备好的子宫内膜内，犹如种子入土一样，进一步发育。

（4）**三胚层形成**

桑葚胚进一步分化成三胚层细胞群，即外胚层、中胚层、内胚层。外胚层分化成为将来的神经系统（脑、脊髓、周围神经），皮肤，毛发，指甲，乳头，牙釉质，眼睛的晶状体等；中胚层将发育成肌肉组织，骨骼系统，心脏，血管和内生殖器；内胚层将发育成内脏器官，如呼吸系统、消化系统、泌尿系统等。

第2个月（4~7周）

○ 孕妈咪的身体

（1）**早孕反应**

由于胎盘的绒毛膜促性腺激素（HCG）刺激的作用，引起孕妈咪一系列早孕反应，如50%的孕妇会出现恶心、呕吐、唾液增多等症状。HCG在孕5~12周分泌最旺盛，所以，这期间早孕反应较明显。一般在孕4~8周出现，平均持续35天左右，孕14周后症状会减轻。孕22周后90%的孕妇恶心呕吐明显好转，极少数妊娠反应持续时间较长。

（2）**其他早孕反应**

孕妇常出现恶心、呕吐的同时，还会伴随唾液分泌过多；饮食嗜好改变，如喜吃酸性食物；乳房肿胀、乳头敏感；尿频；困倦，嗜睡；情绪波动；少数表现发热、头疼，类似感冒。

（3）BBT处于高温状态

细心绘制基础体温曲线的女性会发现自己的基础体温曲线连续3周以上处于较高状态。

○ 胎宝宝的成长

（1）胎儿状态

先进的超声波扫描技术，让我们可以在屏幕上看到胚胎并扫描他的模样，第6周的胚胎，看起来像一个蝌蚪，更像一只大明虾，身长3厘米，体重约4克，在大头末端可见腮状褶皱，这个褶皱将来发育成脸和下巴，尚未发育好的心脏在身体的中央位置已经膨出，在胚胎的两侧开始显现出球状小突起，很快这些小突起会形成小节点，以后发育成手和脚。在阴道B超检查下可看到胎儿心脏跳动。

（2）胎儿的支持系统

囊胚着床于子宫壁后，胎儿的支持系统就开始发育。孕早期，也就是说在胎盘完全发育之前，胎儿所需的营养都由卵黄囊供给，卵黄囊通过一个蒂与胚胎连接，卵黄囊内充满液体，胚胎漂浮在其中，外面有一层绒毛膜形成的外层覆盖着。绒毛膜的外层将形成早期的胎盘，已经形成的细小绒毛开始萌芽，是未来循环系统的前身。

**第3个月
（8～11周）**

○ 孕妈咪的身体

（1）腰围渐渐变粗

怀孕前像鸡蛋般大小的子宫，3个月末变得像拳头那么大。虽然从外表看怀孕的表象并无明显变化，但体重开始有所增加，腰围也逐渐变粗，穿衣服有紧绷绷的感觉。同时，下腹部变硬，感觉有些胀，耻骨联合上方摸上去可触及包块，即增大的子宫。

（2）恶心呕吐

有恶心呕吐的孕妇进入妊娠8～11周，闻到异常的气味恶心呕吐现象会加重，有时还会出现进食后立即吐出来。个别孕妇喝水也吐，但这是极少数。大多数孕妇12周后孕吐会渐渐消失，取而代之的是食欲大增。

（3）乳房肿胀，乳头敏感

乳房进一步发胀，乳头乳晕色素加深，有时感觉腹痛，乳白色的白带增多。

（4）皮肤瘙痒及面部色斑

由于向胎儿提供营养成分和氧气的需要，这一时期孕妇的新陈代谢非常旺盛，因此比平时出汗更多，导致皮肤干燥，从而产生皮肤瘙痒或各种粉刺。同时，脸上还会出现色素沉着，可见雀斑等，形状多少因人而异，也有孕妇根本不出现色斑。

○ 胎宝宝的成长

此时胎儿身长约8厘米，体重约1克，呈现人的雏形，眼睑、鼻子、上腭、牙龈等已开始形成，上嘴唇开始显露出来，手指和脚趾清晰可辨。在胎儿脖子两侧的最上端，出现外耳轮廓，心脏、肠胃等器官也大致长成。B超检查或多普勒（Doppler）可以测定心跳次数。

胎心音　用多普勒可在孕妈咪怀孕11～12周时从腹部听到胎心音。如果用一般的听诊器可在怀孕17～18周探听到胎心音。用听诊器听胎心受胎儿位置及孕妇腹壁厚度等因素影响。如果在怀孕12周用多普勒未听到胎心音或在怀孕18周用听诊器未听到胎心音，医生会要求孕妈咪做超声波检查，以确定妊娠周数及检测胎心音。

第4个月（12~15周）

○ 孕妈咪的身体

（1）小腹隆起

　　妊娠12周以后，子宫从骨盆通过耻骨联合的上端进入腹部。子宫进入腹部后对膀胱的挤压减轻，但是支撑子宫的韧带收缩，有可能引起腰痛。孕妈咪自己抚摸肚子，能感觉到腹部明显隆起。

（2）早孕反应减轻

　　12~14孕周时，孕妇的早孕反应现象渐渐减轻，食欲开始增加，孕妈咪会感觉精神爽快。有时可能出现牙龈炎症，可经常用淡盐水漱口，以清洁口腔并消炎。

（3）妊娠纹

　　在腹部、大腿内侧和臀部等部位开始渐渐出现妊娠纹。妊娠纹出现的早晚轻重因人而异，有的人的妊娠纹很明显，有的人一点也没有。妊娠纹一般在体重突然增加的情况下出现，所以，正确管理体重也可以同时减轻妊娠纹。

（4）静脉曲张

　　妊娠中后期盆腔血液回流到下腔静脉的血流量增加，增大的子宫压迫下腔静脉使其回流受阻，致使下肢静脉压升高。妊娠12周至分娩，孕妇平卧位下肢静脉压较非孕期增加10厘米水柱~12厘米水柱，侧卧位时由子宫所致的压迫解除，静脉压下降。由于外阴、下肢及直肠下静脉压力增高，有些孕妇出现下肢及外阴静脉曲张，同样原因还会发生痔疮。

静脉曲张早期表现为下肢或浅层的皮下静脉血管呈现为蜘蛛网样，进一步发展时，它们在皮下变成突出于皮肤的、直的、弯曲的、打结的及柔软的蓝色条索样静脉血管。

○ 胎宝宝的成长

（1）基本成人形

胎儿身体迅速发展。满15周时身长约16厘米，体重达80克~120克。身体增加近2倍，面部的模样基本形成。各器官系统进一步发育，巩固了几个星期前初步长成的身体器官。胎儿的肌肉渐渐开始发达，可以在羊水里自由活动。手指和脚趾都已经开始分开，长出手指甲。胎儿各处的毛囊开始生成。

（2）男女性别可辨

生殖器官完全成形，可以区分出男女性别。但是，B超测试性别与胎儿体位有关，分辨不清也是可以理解的。

（3）有了听觉

胎儿对妈妈肚子里发出的声音，如心跳声、肠鸣音等有了反应，还会在子宫内四处游动。刺激胎儿身体的任何部位，胎儿都会作出相应的反应，也就是我们所说的"条件反射"。到妊娠第15周，胎盘发育成熟，胎盘功能趋于完善，这时就不容易发生流产了。

（4）胎动

在整个怀孕过程中，胎动既令孕妇喜悦，同时也使孕妇焦虑。在怀孕7周后，胚胎便会在子宫内自行游动，孕妇感觉到胎动的时间一般为怀孕14~26周，多数在怀孕18～20周之间。初产妇感觉到胎动要晚些，经产妇感觉到胎动要早些。身材瘦腹壁薄的孕妇感觉到胎动要早些，肥胖腹壁厚的孕妇感觉到胎动要晚些。孕妇第一次感觉胎动往往要比常规时间延迟一些，可能与未能及时辨别出是否是胎动有关。有的孕妇直到怀孕20周或更晚才感觉到胎动，这种情况并不少见。如果在怀孕21周时仍未感觉到胎动，医生也未能触摸到胎动，则需要用超声波仪器来观察胎儿状况。如果胎心音很强，其他检查均在正常范围，则需进一步观察。

每个胎儿都有自己的胎动规律，孕妇对胎动的感觉也不一样，有的孕妇感觉胎动次数多，有的孕妇感觉胎动次数少，但每个孕妇的感觉都有自己的规律。胎动规律变化反映胎儿安危，胎动突然增多或减少都提示胎儿可能宫内缺氧。如果有一整天没觉察到胎动，可喝一杯牛奶或吃些甜点，然后躺下来数胎动。在正常情况下，每小时胎动次数不少于3～5次。

特别提示

孕妈咪自我保健重点：1.适当注意增加富含蛋白质和维生素的食品；2.汗液、白带分泌增多，注意皮肤清洁，勤洗澡，以淋浴为宜；3.自己学会测宫高、腹围、数胎动，以随时了解胎儿状况；4.注意口腔保健；5.坚持孕期体操，增强体质，增加肌肉关节柔韧性。

第5个月（16～19周）

○ 孕妈咪的身体

（1）身心适应

随着早孕反应的消失，孕妈咪的食欲增加，体重也明显增加，身心已经完全适应妊娠，精神也变得富有活力。腹部明显变大，臀部和全身其他部位也都会有更多脂肪堆积。怀孕满16周后，孕妇可隐约感到胎动。

（2）**胃脘不适**

随着子宫增大，将胃与肠管推挤上升，这样进食后易引起胃脘胀满，有时连呼吸也变得急促。

（3）**心脏负担加重**

子宫和其他内脏器官对血液的需求量是未孕的2倍以上，因此孕妇的心脏负担较前更重。

（4）**痔疮之苦**

相当一部分孕妇在妊娠第20周后会受到痔疮的困扰。此时，应学会痔疮护理以减轻痛苦；胎儿一天天长大，压迫直肠，直肠里的静脉鼓起来，严重时会凸到肛门外面。生痔疮后，坐久了肛门部位会疼痛，排便时还会出血。

（5）**乳房增大**

随着妊娠的增加，乳腺也随之增生，乳房随之增大。

（6）**皮肤色素**

皮肤色素随之增加，乳头的颜色变深并伴有刺痛感，皮肤表面的静脉更加明显。

○ 胎宝宝的成长

胎儿头部约有鸡蛋般大小，几乎为整个身体的1/3。身长约25厘米，体重300克左右，双顶间径4厘米～5厘米。

皮肤上开始长出皮下脂肪。身体的肌肉骨骼更加结实，汗毛覆盖着全身。脑神经细胞的数量与成人相差无几，并出现各种条件反射。胎儿的眼睛对光很敏感，产生对光反射。出现呼吸征兆——打嗝，只不过因为胎儿的器官浸在羊水里而不是在空气中，所以听不到打嗝的声音。此期间最重要的特点是胎儿身体开始长出脂肪，脂肪对调节胎儿的体温和新陈代谢活动发挥着重要作用。到妊娠第17

周时，胎儿的循环系统和内分泌系统已经完全形成，并开始发挥各自的功能。胎儿通过胎盘血管吸收必需的氧气和营养，并通过吞吐羊水来呼吸。

妊娠17~20周时，胎儿的听觉器官进一步发育。耳朵里面的听小骨更加结实，开始听见声音。味觉开始形成。这时胎儿的心脏搏动开始变得活跃起来，借助听诊器能听到胎儿心跳的声音。另外，从这时起，可以通过超声波检查胎儿是否正常。胎儿的骨骼大部分还是软骨，但从这个时期开始将逐渐变得结实致密。妊娠第4周开始生长的大脑和脊椎在这个月得到最大程度的发展。胎儿的运动能力也随之增强，运动反过来又促进了大脑发育。

第6个月（20~23周）

○ 孕妈咪的身体

子宫日渐增大，将腹壁向外挤，致使腹部更加膨隆，腰部曲线完全消失；由于腹部的膨胀，肚脐向外突起；从肚脐往下至耻骨联合出现褐色妊娠线；同时，对肺、胃、膀胱的压迫也逐渐增强，导致呼吸急促、消化不良和小便频繁，甚至可能在无意识的情况下小便溢出；这时的体重比孕前明显增加，下半身容易疲劳，部分孕妇腰和背部会感到疼痛，晚上还会出现脚部轻微浮肿，偶有小腿抽筋；由于血液需求量的增加，容易出现贫血，所以应适量摄取含铁丰富的食品，如动物肝脏、动物血等来预防贫血。

随着妊娠过程的推进，部分孕妇会出现腹部、腿、胸部、背部、会阴等部位皮肤瘙痒，甚至出现水疱和痒疹。瘙痒严重时应向医生咨询，接受适当的皮肤护理。

○ 胎宝宝的成长

胎儿的皮肤分为表皮和真皮，到妊娠第20周时，表皮生长到4层厚，皮肤的温度较高，皮肤表面的皮脂腺开始分泌胎脂。这个时期是胎儿感觉器官发育最快的时期，视觉、听觉、味觉、嗅觉、触觉等各类感觉器官的神经细胞得到全面发展。经过这个时期，胎儿将具备人体应有的全部神经细胞，之后脑神经体积变大，结构更为复杂。连接各个神经的肌肉也更进一步发展，这时胎儿可以按照自己的意愿自由活动。消化系统也日渐发达。胎脂的分泌逐渐增多，胎儿的皮肤光洁稚嫩。胎儿的眼睑和眉毛几乎完全形成，指甲已变长并覆盖住手指头。耳朵也已完全形成，开始对外界的声音有反应，能听见妈妈的心脏跳动和血管中血液流动的声音，以及胃里食物消化的声音等。口唇轮廓变得鲜明，眼睛也有了一定程度的发育，眉毛和眼睑在各自的位置上进一步成熟。牙龈线的下面是牙齿的雏形，妊娠中期形成的牙齿将会继续发育，到出生后7~8个月会长出白色的乳牙。

特别提示

孕妈咪自我保健重点：1. 保证充足睡眠，每日至少10小时；2. 注意乳房保健。乳头凹陷者，用拇食指对捏使其凸出，动作要柔和，必要时请教医生或护士；3. 学习分娩知识，了解分娩如何产生、如何进展，分娩各期有什么特点，为迎接顺利分娩，孕妈咪应做什么样的准备，产程中如何配合医生才能使分娩更加顺利；4. 继续做孕妇体操或孕妇瑜伽。

○ 孕妈咪的身体

这个月，子宫底高达剑突与脐之间，宫高23厘米～25厘米。腹部乃至胸部会出现青紫色的条纹，这是由于皮下脂肪没有跟上皮肤的增长速度，导致毛细血管破裂所致。孕妈咪对光线的反应越来越敏感，有时感觉眼睛刺痛并且干燥，这是妊娠过程常见的反应，不用过于担心。症状严重时，可以使用滋润类眼药水，湿润眼睛。随着胎儿的成长，子宫日益变大，由于无法抵抗子宫变大的挤压，挤压肋骨产生疼痛感。子宫还会压迫胃，影响胃的消化功能，产生便秘，出现痔疮或使痔疮加重等。随着子宫肌肉的扩张，部分孕妇常常感到腹部有针扎一样的疼痛感。临近妊娠后期能感觉到强烈的胎动。

○ 胎宝宝的成长

胎儿大脑发育很快，对外界传来的声音更加敏感；皮肤呈暗红色，且皱纹较多；各脏器进一步发育，心跳有力；胎儿的肺泡开始发育，数量不断增加，但呼吸器官尚未完全成熟；眼睑和眼球完全形成，眼睛开始开合。

特别提示

孕妈咪自我保健重点：1. 营养适度，适当控制高热量食品、盐、糖的摄取，预防妊娠期高血压疾病，避免过分肥胖和巨大胎儿；2. 定期产前检查，以便及时发现高危征兆；避免长途旅游和外出；3. 勿过劳累；4. 继续做孕妇操或孕妇瑜伽；5. 勿穿高跟鞋，走路保持平衡，防止滑倒。

○ 孕妈咪的身体

进入妊娠后期，乳房开始形成初乳。随着子宫的增大，血管受压迫，会导致部分孕妇下肢静脉曲张、痔疮、腰背酸痛等症状进一步加重，双腿出现不同程度的水肿，容易感到疲劳。一天之内会出现几次子宫收缩，此时应当注意适当休息。胎动逐渐频繁，胎儿的"拳打脚踢"会踢到妈妈的腹壁、肋骨，从而使妈妈有时感到胸部疼痛。阴道分泌物增多，外阴部有时有瘙痒感觉。子宫逐渐增大，子宫底的高度达25厘米~30厘米，上升到肚脐和剑突之间，压迫胃和心脏，孕妈咪可能会出现胸口发闷、胃部难受等症状，但是稍加休息就会好转，不必过分紧张。

○ 胎宝宝的成长

这个阶段胎儿身长39厘米~42厘米，体重1300克~2100克，双顶间径7.5厘米~8厘米。胎儿的头部明显长大，脑组织的数量也增加，大脑特有的褶皱和凹槽形成。同时脑细胞和神经系统的连接更加完善，开始活动。头发渐渐变长，随着皮下脂肪的增加，身体变胖。胎儿能够保持有规律的生活节奏，能够感知到子宫外面的世界。肺和消化系统进一步发育成熟。到妊娠第31周胎儿反复练习睁眼和闭眼，在一定程度上能够辨别黑暗和光明。

特别提示

孕妈咪自我保健重点：1. 积极预防妊娠期高血压疾病，发现水肿、高血压要及早治疗；2. 确定分娩医院，参观产科病房，向医生咨询分娩方式及注意事宜；3. 准备住院用品，了解住院需办理哪些手续；4. 避免一人长时间外出。

⚪ 孕妈咪的身体

这个月孕妇子宫底高度达29厘米~34厘米。随着胎儿的成长，孕妇腹部几乎没有多余的空间，胸部疼痛加剧，呼吸更加费劲。排尿的次数增多，排尿后会感到膀胱里还存有尿液。部分孕妇心理负担加重，性欲下降。有时腿部产生抽筋和疼痛，走得快时，还会感到腹部抽痛，一阵阵肚子发硬。个别孕妇由于对分娩产生恐惧，会变得情绪不稳定。所以，孕妇保持平和的心态、保证充分的休息非常重要。

⚪ 胎宝宝的成长

这个阶段胎儿身长45厘米~47厘米，体重1.9千克~3.1千克，双顶间径8厘米左右，具备即将出生的婴儿的模样。随着胎儿身体长大，胎儿在子宫内的活动空间变小，活动也变得迟缓，多为肢体小动作。另外，皮下脂肪继续生长，身体变得丰满，皮肤略带粉红色，各个器官更加成熟。骨骼更强韧，皮肤上的褶皱也逐渐减少。胎儿的手指甲已达到指端。

特别提示

孕妈咪自我保健重点：1. 注意休息，勿过度劳累；2. 出现阴道出血、破水，应立即急诊住院；3. 胎动突然减少或突然停止，意味着胎儿有危险，应立即看医生；4. 出现规律宫缩，也就是说3~4分钟一次宫缩，每次持续30~40秒，就是临产了，应及时住院；5. 避免性生活。

○ 孕妈咪的身体

此时孕妇子宫增大但子宫底下降，先露部进入骨盆，孕妇感到上腹部饱胀感明显好转，喘气顺畅，随着先露入盆，羊水减少，孕妇感到胎儿活动度明显减小。腹部有下沉的感觉，甚至小便频，大便不畅，有的孕妇感到下腹部和大腿疼痛。阴道及子宫柔软，阴道分泌物增多。

○ 胎宝宝的成长

这个阶段胎儿身长48厘米～52厘米，体重2600克～3800克，双顶间径9.5厘米左右。胎儿皮肤红润，胎脂减少，皮下脂肪丰满，肌肉有力，指甲过指端，乳头乳晕清晰，各器官发育成熟。胎儿从母体接受抗体，身体各部位的骨骼肌肉强韧有力，已是成熟而生机勃勃的预备小公民。

特别提示

孕妈咪自我保健重点：1. 坚持每周进行一次产前检查，保持充分营养、休息和睡眠；2. 准备住院用品，内衣、洗漱用具及婴儿用品；3. 有异常情况，应急诊住院。4. 了解分娩经过，知道自己和家人应当如何配合生产。

放松训练

孕期只要定期产检，一般都会顺利度过，而一朝分娩常常要经历风险，也就是说会出现风云突变的新危险，如胎儿宫内窒息等，孕妈咪要经历十几个小时的阵痛，如果有信心，体力好，就会顺利生产。所以，以下介绍一些放松训练供孕妈咪参考使用：

◯ 心态放松

孕妈咪要以放松的情绪面对分娩。虽然一朝分娩也要经历风险，但分娩毕竟也是一个特殊的生理过程，你的心态和勇气有几分，你的顺利就会增加几分。每天应进行几次闭目深呼吸，以使身心宁静，精神愉悦。

◯ 仰卧侧卧运动训练

仰卧，放松全身肌肉。垫高头、膝及脚底三处，使全身肌肉放松——体验放松。

侧卧，放松全身肌肉。这是非常舒服的姿势，腰部酸痛时可用手按压或按摩。双侧交换练习。

◯ 抬腿运动训练

锻炼支撑骨盆的关节肌肉，提高骨盆底部肌肉弹性，为顺利分娩储备体力。

侧卧，单手支撑头部，将要往上抬的脚弯曲，靠在地板上，膝盖向上抬起，接着，脚往上伸，脚尖膝盖要伸直。然后从膝盖开始放松，恢复原来的姿势。两侧都要做。

◯ 盘坐伸展运动

盘腿而坐，将身体的重心放在两膝上，一边深呼吸，同时收缩会阴与肛周肌肉，然后吐气放松；接下来扩胸，手上举，深呼吸。

◯ 驼峰下垂运动

锻炼支撑骨盆与脊柱的肌肉，消除瘀血，加强腹部肌肉的训练，以利于分娩时用力。双手与双膝触地，伸展腰部与背部。可由丈夫帮忙用两手在靠近胸部处支撑身体，一边吸气，一边收缩肛门，头朝下。在丈夫的协助下，将背部弓成圆状。然后慢慢吐气，放松肛门，头部往前，使重心向前移，放松背部，每日反复几次。

○ 凯格尔运动

平躺，双膝屈起，两脚叉开30厘米，脚底平贴地板，头部和肩膀用枕垫撑靠，双手平放在两侧。收缩会阴和肛门肌肉，尽可能持续这种收缩状态，持续10秒钟或以上，然后慢慢放松肌肉。这项运动也可在坐位或排尿时进行，且在怀孕4个月后比较适合用这种方式，以免平卧时做凯格尔运动引起胎儿缺氧，当然，短时间仰卧是不会的。

○ 腰部运动

这项运动也可采取站立姿势进行。背部贴墙而站立，一边深吸气，收缩会阴与肛门肌肉，然后呼气，一边将腰向后贴墙。每天2次，每次10分钟左右。可根据自己的工作与生活安排，形式并不重要，重要的是必须训练肌力，才能有"养兵千日，用兵一时"的效果。

骨盆的形状与胎儿娩出

骨盆由四块骨骼组成。前面及两旁为两块髋骨，后面是骶骨和尾骨，每块髋骨都是由三块骨骼组成，这三块骨骼分别是髂骨、坐骨及耻骨。左右两块耻骨在前面相连，形成耻骨联合。骶骨在侧面与髂骨相连，构成骶髂关节。骶骨上面与腰椎末节相连，使骶骨上端向前凸出，形成骶骨岬，下面与尾骨相连，构成可活动的骶尾关节。分娩时胎头下降，迫使尾骨向后，利于胎儿娩出。但是，关节松弛过度，则会引起疼痛，如耻骨联合分离，骶髂关节松弛均会引起疼痛，以致行走困难。不过孕妈咪不必恐慌，经过休息一般多可缓解，产后均会逐渐痊愈。

骨盆根据其形状主要分为四大类，即女性型骨盆、类人猿型骨盆、扁平型骨盆及男性型骨盆。另外，混合型也并不少见。我国女性的骨盆多属女性型。女性型骨盆最适合胎儿娩出。骨盆有三个平面：入口平面、中骨平面及出口平面。三个平面形状不同，构成了骨盆腔。骨盆是一个弯曲的管道，位于入口和出口之间。后面以骶骨为界，两旁则是骶骨韧带、骶结节韧带及坐骨。前面以耻骨联合后面为界。胎儿娩出时，在产力的推动下胎头进入骨盆后，经屈曲、内旋转、外旋转，而后娩出。胎儿经过这些适应骨盆腔形状的旋转后才能娩出。但如果胎头位置不正，即使骨盆正常，胎儿不太大，也可能发生难产。

羊水的成分及其作用

羊膜腔内的液体称为羊水，随着妊娠时期不同，羊水的来源、数量与组成成分均有变化。妊娠早期，羊水主要是由母体血清通过胎膜进入羊膜腔的透析液，为无色澄清的液体，其成分与母体血浆相似，但蛋白质含量略低。妊娠中后期，胎儿的尿液成为羊水的主要来源。羊水中不仅含有胎儿发育所需的营养物质，而且有胎儿的代谢产物（如尿素、尿酸、肌酐），其含量间接反映胎儿肾脏成熟情况。羊水中有胎儿消化、呼吸、泌尿系统及皮肤的脱落细胞，可借助羊水成分诊断胎儿性别、胎儿先天性疾病及胎儿成熟度。还可借助羊水中胎盘产生的各种激素、蛋白质等预测胎盘功能状态。

羊水量随妊娠时间不同而发生变化。妊娠12周时羊水量约为50毫升，20周时约为400毫升，36～38周时为1000毫升～1500毫升。妊娠过期后羊水量减少，而且混浊。

羊水除向胎儿发育提供所需的营养外，还有以下三个方面的作用：第一，保护胎儿。胎儿在羊水中自由活动，防止胎体粘连形成胎儿畸形；保持子宫腔内恒温、恒压，减少外力所致的胎儿损伤。第二，保护母体。羊水可减轻因胎动引起的不适感；临产后胎囊可借助羊水压扩张宫颈，避免胎体直接压迫母体组织时间过长，引起宫颈及阴道损伤。第三，借助羊水进行各种检查，了解胎儿性别、胎儿成熟度及胎儿有无遗传病。

胎盘的形态
与功能

○ 胎盘的形态

胎盘是由胎囊壁的叶状绒毛膜和妊娠子宫的蜕膜发育而来。胎盘的形态和功能是随着胎儿生长发育的需要而发育，并逐渐完善。怀孕16～20周胎盘完全形成。到足月妊娠时，胎盘呈椭圆形，直径16厘米～20厘米，厚约25厘米，重达500克～600克，绒毛的总面积为12平方米左右。

孕妇在胎盘尚未形成的孕早期，容易发生流产，不可过度劳累。妊娠过期以后，胎盘会因老化而功能减退，易造成胎儿宫内窘迫。所以，孕妇自己应学会监测胎动，观察胎儿是否安全，以便适时分娩。

○ 胎盘的功能

准妈妈腹中的胎儿不能直接呼吸氧气，不吃东西，而是由胎盘输送生长发育的一切营养素，并排出其代谢废物。归纳起来，胎盘有以下功能：

■ 承担呼吸功能：胎盘把氧气通过母体内的血液送给胎儿，再把胎儿血液中的二氧化碳送回母体排出，担负着胎儿呼吸器官的功能。

■ 输送养分：胎盘像一个复杂的"运输机器"，能运送胎儿生长发育所需的糖分、氨基酸及微量元素等，还能将母体内的抗病物质（免疫抗体）通过胎盘输送给胎儿。所以，胎儿在出生后6个月内，患传染病的概率很低。

■ 负责排泄功能：胎儿的代谢废物，如尿液中的尿素，以及造成新生儿黄疸的胆红素等，都会通过胎盘，经由母体排出体外。故从这个角度看，胎盘还具有排泄功能，类似于肾脏的功能。

■ 抵挡毒物入侵：胎盘有抵御细菌、病毒等有害物质侵入胎儿体内的功能。不过不是一切有害物质都可以由胎盘抵挡，如风疹病毒、巨细胞病毒、流感病毒等十几种病毒及某些化学物质，仍然可以通过胎盘侵害胎儿。

■ 调整激素分泌：不同阶段胎盘分泌相应的激素，以保障胎儿发育。如孕初期，以分泌绒毛膜促性腺激素为主，同时分泌黄体酮和雌激素，至妊娠足月时又分泌促使宫缩发动、胎儿娩出的激素——催产素。

○ 胎盘功能障碍

胎盘功能障碍是指在某些情况下，产前或产时母体内子宫胎盘血液交换发生障碍，使胎盘功能受到损害而对胎儿氧气和营养物质供应不足，影响胎儿健康，甚至危及胎儿生命。胎盘功能障碍可分为急性、亚急性及慢性三种类型。急性胎盘功能障碍可发生在几分钟或几天内，如胎盘早剥或脐带受压时，可造成急性血管栓塞，使胎儿迅速死亡。慢性胎盘功能障碍可逐渐发生，缓慢进展，历时数周，致胎儿宫内发育迟缓。亚急性介于两者之间。正常胎盘有储备功能，可以代偿一定程度的缺血及缺氧，但胎盘储备功能不足时，可发生急性胎盘功能障碍。使胎儿宫内缺氧，引起窒息，严重时引起胎死宫内或新生儿窒息，甚至死亡。

连接母子
的枢纽——
脐带

脐带，是连接母体和胎儿的枢纽，胎儿通过脐带悬浮于羊膜腔中。脐带一端连接胎儿腹壁的脐轮，另一端附着于胎盘。足月胎儿脐带长50厘米～60厘米，直径为1.5厘米～2厘米。脐带表面被羊膜覆盖，其中有一根脐静脉及两根脐动脉，血管外面还有脐带基质，称为华通氏胶，保护着脐血管。胎儿通过脐带和胎盘与母体相连，通过脐血管源源不断地进行营养物质和代谢废物的交换。如果脐带发生打结、受压或脱垂等，都会危及胎儿生命。尤其是胎头高浮或臀位时发生胎膜早破，可引起脐带从宫腔脱出到宫颈口外，即脐带脱垂，会使胎儿突然死亡。

因此，胎儿头入盆前或臀位的情况下发生胎膜早破时，孕妇应平卧，并应立即送往医院。

孕期营养保健

妊娠期钙质的补充

妊娠期应当注意钙质的补充。孕妇自身的骨骼、牙齿乃至造血功能都离不开钙质。再者，腹中的胎儿在迅速长大，骨骼的增长、增粗均需要钙质。所以为了孕妇和胎儿的健康，一定要注意补充钙质。大部分人也许都没有注意到，出生后6~8个月的婴儿长出的乳牙，是胎儿尚在母体内时就"制造"好了牙胚，这些都是以孕妇摄取钙质为基础的。因此，从理论上讲怀孕女性应摄取两倍于平时的钙质。

食品中蔬菜、海藻、海带等虽然富含钙质，但不易吸收。所以，孕妇应适当多食用小鱼、牛乳及乳制品，这些食物不仅含钙量高，而且容易吸收。怀孕中后期明显缺钙者可适当口服钙剂予以补充。

应当注意的是，盲目大量服用钙剂和维生素A、维生素D，会对胎儿造成不良影响。如果过量服用维生素A、维生素D，会影响胎儿大脑和心脏的发育，诱发先天性心脏病及脑积水。如果维生素D和钙摄入过多，会导致婴儿高钙血症，表现为囟门过早关闭、颅骨变宽而突出、鼻梁前倾、主动脉缩窄等畸形，甚至智力低下。

喝骨头汤能补钙吗

大家普遍认为通过膳食补钙是最自然的方法，例如，以往倡导喝骨头汤补钙。广州几位专家做了多次实验：从一锅熬了7小时的骨头汤中盛出250毫升，经过化验发现，其中含钙31毫克。由此推算，要满足孕妇对钙的需求，每天除饮食外还需补充1000毫克钙，单靠骨头汤补钙，每天要喝15千克骨头汤。如果靠喝牛奶补钙，250克牛奶含钙120毫克，尽管牛奶好吸收，但要满足孕妇每日钙的需要量，至少也要喝4千克~5千克牛奶。孕妇仅仅靠喝骨头汤或牛奶来补钙显然是不够的。因此，在想方设法通过膳食补钙的情况下，孕妇一定要选择含钙量高、吸收好、服用方便及价格适中的钙剂补充钙，以满足孕期母胎的需要。

叶酸与胎儿神经管畸形

目前我国胎儿神经管畸形发生率为3%～8%，每年有8～10万例胎儿神经管畸形发生。近来研究证实，孕妇孕早期叶酸缺乏是胎儿神经管畸形发生的主要原因。叶酸在体内参加许多重要物质，如蛋白质、核酸、血红蛋白的合成，因而对细胞分裂和生长有着重要作用。如果叶酸缺乏会发生巨细胞贫血，在早孕期会影响胎儿大脑和神经系统的发育，可造成无脑儿、脑积水和脊柱裂，还可致流产及早产等。我国卫生部1994年建议：所有育龄女性从怀孕前3个月到怀孕后3个月末，应每天口服0.4毫克的叶酸增加剂，即斯利安片，以预防胎儿神经管畸形的发生。但应注意，大剂量的叶酸同样会带来危害，孕妇每日服用的叶酸不能超过1毫克。

碘与胎儿发育

碘是人体必需的微量元素，它还是合成甲状腺素的重要物质。缺碘可以引起先天性甲状腺肿大，俗称"大脖子病"及地方性克汀病，即呆小症。孕妇缺碘不仅会引起早产、流产、死胎、胎儿畸形，还可使婴儿智力和身体发育不良，表现为不同程度的呆、小、聋、哑及瘫等。这些情况在缺碘地区尤为突出。

由于孕妇对碘的需求量增大，所以孕期应注意含碘食品的摄取，含碘丰富的食物有海带、海蜇、鱼类、海藻、海参、牡蛎、紫菜及发菜等。我国为预防碘的缺乏，从1996年1月1日起，实行全民食用加碘盐，每人每日可摄入200微克～300微克的碘，正常人生理需要量为每日100微克～200微克，所以足以满足需要了。碘是人体和胎儿发育不可缺少的微量元素，但不是补充越多越好，而是适度即可，过多也会中毒。

许多年轻女性在怀孕前就有贫血倾向，怀孕后由于血液被稀释及消耗量的增加就更容易出现贫血。如果孕妇贫血严重，胎儿发育会受到影响。孕妇贫血得不到及时纠正，临产后会出现宫缩无力，以致难产及产后出血等，所以发现贫血后应及早治疗，补充铁剂如硫酸亚铁、叶酸、维生素C等。但是，治疗贫血的铁制剂对胃有一定刺激，且不易吸收，服后胃部可能会感到不舒服，必须饭后服用。所以，孕妇最好在饮食上多摄取富含铁质的食物。富含铁质的食物有猪肝、鸡肝等动物肝脏，以及贝类、海藻类、大豆及深色蔬菜等。当然，鱼、肉、蛋、乳制品中也富含铁质。

另外，富含维生素C的蔬菜和水果有促进食品中铁质吸收的作用，有间接预防贫血的功能。所以，补充铁剂的同时服用适量维生素C或多吃水果，可促进铁质吸收，并在预防和治疗贫血方面起到辅助治疗作用。

很多人认为，孕妇多吃水果可摄取足够的维生素，会使宝宝出生后皮肤细腻白嫩，且不会引起孕妇肥胖等，其实这是误解。水果中主要含水分，约占90%，其次还含有大量的果糖、葡萄糖、蔗糖及维生素。这些糖类很容易消化吸收，果糖和葡萄糖可经代谢转化成中性脂肪，不但会促使孕妇体重迅速增加，而且易引起高脂血症，以及妊娠期糖尿病。一个苹果能产生100千卡~120千卡的热量，相当于一碗米饭所产生的热量。

所以，孕妇每天水果食用量不应超过300克。水果最好生吃，不要煮熟吃，以免破坏其中的维生素。由于水果皮中可能有农药残留物，故应削皮后再吃。水果切开后应马上食用，久放同样会造成维生素破坏。

孕妇的饮食行为习惯就是未来孩子的饮食行为习惯。有研究发现，宝宝出生后的饮食习惯深受"营养胎教"的影响。如果母亲在怀孕期间的饮食状况是胃口不好、偏食，或者吃饭过程常被干扰，甚至是有一餐没一餐的，那么，宝宝就经常表现出没有胃口、不喜欢吃东西、常吐奶、消化吸收不良，甚至较大宝宝出现明显偏食的现象等。所以说准妈妈孕前营养的摄入以及孕后保持均衡的营养对胎宝宝能否正常发育起着决定性的作用，对母体自身的健康也至关重要。

孕早期是脑与神经发生发展的重要阶段。虽然早期胚胎体重增长相对缓慢，平均每日增重仅1克，孕妇营养素需要量与孕前大致相同，但是孕早期却是胎儿大脑发生塑造成形的关键期，所以全面高质量的营养素十分重要。

如果孕妈咪早晨起床就想吐，是由于胃内没有东西所致，要减轻症状，应在睡前适量加餐，这样就可以使夜间有较多的热量供给胚胎细胞分裂使用。夜间有了贮存也可以减少晨起由于血糖低空腹引起的头晕恶心。如晨起症状明显，最好起床前立即往嘴里放点食物，假如怕吐而不吃，则症状会持续，而且会使体内的代谢紊乱，严重时则需要治疗。

大部分孕妇偏爱酸性食品，因为带酸味的食品能增加食欲，顺利地进行糖代谢，以改善身体状况。有时厌食的症状可能是由于食物的气味引起。要减轻这些症状，应尽量减少食物烹调的时间，使烹饪时闻不到气味；或吃点冷却的食物，如凉拌沙拉、豆腐、蔬菜等。

不断呕吐会引起体内水分丢失，为维持新陈代谢排出体内废物，必须补充水分，所以必须保持液体食物的摄入量，如牛奶、豆浆、含水分多的蔬菜和水果。另外，不断变化食物的颜色及味道，也可增加食欲。

孕早期可以吃些贝类、坚果、花生、芝麻等含锌食物，叶酸的补充对预防神经系统的畸形及促进脑的发育大有好处。

孕早期主要应配合膳食，预防妊娠反应，以免引起孕妇酸中毒，从而导致胎儿发育不良。对有轻度孕吐者，要鼓励进食。饮食以清淡易消化为宜，避免油腻食物，可采用少食多餐的方法。尽量选择含优质蛋白质的食物，如奶类、蛋类、鱼类和禽类，也可适量使用一些强化食品以增加营养素的摄入。补充足量的B族维生素可改善食欲。每日至少摄入40克蛋白质、150克碳水化合物才能维持孕妇的最低需要，这相当于粮食200克加鸡蛋2个与瘦肉50克所提供的营养。碳水化合物摄入太少可因脂肪利用过多而造成孕妇血中酮体蓄积。有研究认为，胎儿若利用羊水中的酮体可能对大脑发育有不良影响。蔬菜、水果是碱性食物，应注意食用。在食物的烹调上可以适量加点醋或多吃凉拌菜，以增进孕妇的食欲。

过度营养对母胎的危害

孕妇膳食原则上应当荤素合理，粗细搭配，均衡营养，整个孕期体重增长控制在9千克～15千克内。如果准妈妈吃得太多，尤其高热量、高脂肪、高糖摄入过多，而运动又少，就会造成摄入和消耗不均衡，导致过度超重。

准妈妈超重带来的后果是不可轻视的，不仅在孕期容易导致孕妇并发症，如妊娠期高血压疾病、妊娠糖尿病以及这些并发症带给孕妇和胎儿的危害，都是十分严重的（见妊娠期高血压疾病，妊娠期糖尿病）。超重在分娩时也会有困难，且产后不利于恢复体形。超重的准妈妈应及时向懂得孕期营养的医生进行咨询，科学调整饮食结构，合理调配营养。

○ 早餐要吃好

孕期早餐要吃好，晚餐要吃少

有的孕妇没有吃早餐的习惯，这对身体是非常不利的。人们通常上午工作劳动量比较大，所以在工作前应摄入足够的营养，才能保证身体需要。孕妇除日常工作外，更多了一项任务，就是要供给胎儿营养。如果孕妇不吃早餐，不仅饿了自己，也饿了胎儿，不利于自身健康和胎儿发育。

　　为了克服自己不想吃早餐的习惯，孕妇可以稍早点起床，早饭前活动一段时间，如散步、做操和参加家务劳动等，激活器官活动功能，促进食欲，加速前一天晚上剩余热量的消耗，以产生饥饿感，促进吃早饭。

　　早晨起来后，还可以饮一杯水，通过温开水的刺激和冲洗作用，激活器官活动功能，使肠胃功能活跃起来。体内血液被水稀释后，可增加血液的流动性，进而活跃各器官功能。养成早晨起来大便一次的习惯，排出肠内废物，也有利于进食早餐。

○ 晚餐不要吃得过饱

　　有些孕妇白天忙忙碌碌，到了晚上则大吃特吃，这对健康也是不利的。

　　晚饭既是对下午劳动消耗的补充，又是对晚上及夜间休息时热量和营养物质需求的供应。但是，晚饭后人的活动毕竟有限，晚间人体对热量和营养物质的需求量并不大，特别是睡眠时，只要提供较少的热量和营养物质，使身体维持基础代谢的需要就够了，所以晚上饭菜不必吃得过于丰盛。如果晚饭吃得过饱，营养摄入过多，还会增加肠胃负担，特别是晚饭后不久就睡觉，人在睡眠时肠胃活动减弱，更不利于消化食物。

几种不适合
孕妇喝的水

○ 不要喝久沸或反复煮沸的开水

　　例如大锅炉里的开水。因为水在反复沸腾后，水中的亚硝酸银、亚硝酸根离子以及砷等有害物质的浓度相对增加。喝了久沸的开水之后，会导致血液中的低铁血红蛋白结合成不能携带氧的高铁血红蛋白，影响血红蛋白的供氧功能。

○ 忌喝没有烧开的自来水和储存时间过长的白开水

　　没有烧开的自来水中的氯与水中残留的有机物相互作用，会产生一种叫"三羟基"的致癌物质，因此孕妇忌喝没烧开的自来水。此外，孕妇最好不喝在热水瓶中储存超过24小时的开水，因为随着瓶内水温的逐渐下降，水中含氟的有机物质会不断地分解成为有害的亚硝酸盐，对孕妇身体内的环境极为不利。

○ 不要喝保温瓶沏的茶水

茶水中含有大量的鞣酸、茶碱、芳香油和多种维生素等。如果将茶叶浸泡在保温瓶中，多种维生素被大量破坏而营养降低，茶水苦涩，有害物质增多，饮用后会引起消化系统及神经系统的紊乱。

○ 绝对不能喝被工业生产中的废水、废气、废渣等污染物污染过的水

这样的水即使经过高温煮沸，水中的有毒化学物质仍然存在。

孕期营养素的摄取

（1）蛋白质类

瘦肉类、鱼类、蛋类、牛奶和乳制品、家禽类都含有大量的动物蛋白质；花生、豆类和豆制品等都含有大量的植物蛋白质。

（2）脂肪类

肉类含有动物脂肪；豆类、花生仁、核桃仁、葵花子、菜子和芝麻均含有植物脂肪。

（3）碳水化合物

所有的谷物类、白薯、土豆、栗子、莲子、藕、菱角、蜂蜜和食糖中都含有大量的碳水化合物。

（4）矿物质

油菜、海藻、芹菜（尤其是芹菜叶）、雪里蕻、荠菜、莴苣和小白菜中均含有铁和钙等矿物质。猪肝、猪肺、鱼和豆芽菜中的含磷量较高。海带、虾、鱼和

紫菜等含碘量较高。

（5）维生素

维生素A：鱼肝油、蛋类、菠菜、荠菜里胡萝卜素含量较多，胡萝卜素在人体内可以转换成维生素A。

B族维生素：小米、玉米、糙米、麦粉、豆粉、肝和蛋都含有大量的B族维生素，青菜水果中也富含B族维生素。

维生素C：各种新鲜蔬菜、柑橘、橙、柚、草莓、柠檬、葡萄、苹果、番茄中都含有维生素C，尤其鲜枣中含量很高。

维生素D：鱼肝油、蛋类和乳类维生素D的含量丰富。

要从多种食物中获得各种营养，不要偏食，少吃精米面，多吃杂粮、全麦面，更要多吃新鲜蔬菜，才能获得均衡营养。为了能够生一个健康的宝宝，孕妇应调整好自己的饮食结构。

肥胖孕妇的饮食方案

孕妇肥胖容易发生妊娠期糖尿病、妊娠高血压综合征、产后出血等并发症，这些并发症还会导致胎儿一系列并发症。因此，妊娠期一定要合理营养、平衡膳食，不可暴饮暴食，注意预防孕期肥胖。已经肥胖的孕妇孕期不能通过药物减肥，要通过调节饮食来控制体重增长在正常范围，在营养医生指导下注意控制进食量，制订合理饮食方案；多吃蔬菜水果；饮食有规律，按时进食。

了解孕期微量元素的食疗法

人体内微量元素含量甚微，低于体重0.01%的那些元素，称为微量元素。微量元素虽然在体内含量少，但它们在生命过程中的作用不可低估。我国孕妇在妊娠的各个时期对微量元素的摄入普遍不足，有妊娠反应的女性在孕早、中期的摄入水平又较无妊娠反应的孕妇明显偏低。因此，孕妇选食含微量元素丰富的食品至关重要。

（1）碘

如果孕妇碘缺乏，孩子出生后易患呆小症，缺碘地区的女性怀孕前应当测微量元素，并应在医生指导下注意碘的补充。孕妇碘的供给量标准为每日175微克，可以通过食物补充，海带、紫菜、海鱼、海虾等含碘量高。

（2）铁

最新研究提示，婴儿早期铁缺乏，儿童期注意力和敏捷力可能会受到影响。另外，铁和蛋白质是构成血色素的元素，孕妈咪不贫血，能为胎儿提供足够的氧和营养。孕期应适当多吃糙米、芝麻、动物肝脏、猪肉、菠菜、大豆等食物，以预防铁缺乏。

（3）锌

严重偏食挑食的女性孕期容易锌缺乏，缺锌可能增加胎儿异常的发生率，并会影响脑细胞的生长、发育和成熟，所以饮食调理很重要。可适当吃些含锌丰富的食物，如鸡蛋、南瓜子、葡萄、谷类、花生、虾、栗子、杏等。

（4）铜

孕期缺铜，理论上容易影响胎儿体内的铁质吸收和运转，使胎儿发生贫血。孕期宜多吃粗粮、大豆制品、瘦肉、花生、奶制品等食物。

（5）锰

孕期缺锰，会引起胎儿产生多种畸形，特别是严重地影响骨骼的发展，出现关节重度变形。孕期可适当多吃粗面粉、大豆、核桃、扁豆、腰子、香菜等食物，防止锰缺乏。

预防妊娠期高血压疾病的饮食处方

（1）脂肪摄入要恰当

少吃动物脂肪，动物脂肪与植物脂肪应保持1或小于1的比值。这样，不仅能为胎宝宝提供生长发育所需的必需脂肪酸，还可增加前列腺素合成，有助于消除多余脂肪。

（2）防止蛋白质摄入不足

禽类、鱼类蛋白质可调节或降低血压，大豆中蛋白质可保护心血管。因此，多吃禽类、鱼类和大豆类可改善孕期血压。但肾功能异常的孕妈咪必须控制蛋白质摄入量，避免增加肾脏负担。

（3）热量摄入量要控制

控制体重正常增长，特别是孕前体重超重的孕妈咪，尽量少吃或不吃糖果、点心、甜饮料、油炸食品及高脂食品。

（4）保证钙的摄入量

保证每天喝牛奶，或吃大豆及其制品和海产品，并在孕晚期及时补充钙剂。

（5）多吃蔬菜和水果

保证每天摄入蔬菜和水果500克左右，但要注意蔬菜和水果种类的搭配。

（6）食盐摄取要适度

每天吃盐不宜超过2克～4克，酱油不宜超过10毫升；不宜吃腌制的食品，如腌肉、腌菜、腌蛋、腌鱼、火腿、榨菜、酱菜等，更不宜多吃苏打制作的食物。

不适合孕妇食用的食品

怀孕后，孕妇的不良饮食习惯可能会影响胎儿的发育。因此，孕妇的饮食就不能像孕前那样随心所欲，尤其是到了孕中期、孕晚期，孕妇体内内分泌变化较大，容易出现偏差，在饮食上要多加注意，以下两类食物处于孕期的女性最好少吃或不吃。

（1）不洁的食物

特别是夏季，孕妇对于隔夜的食物尽量不要吃，若一定要吃，也应充分加热方能食用。因为不洁的食物可能会引发胃炎、肠炎等肠道疾病，这些疾病首先的表现就是腹泻，而严重的腹泻会引起孕妇脱水，进一步导致代谢紊乱，甚至会导致流产或早产。

（2）污染的食物

有些发霉的食品（包括过期粮食和油脂）含有黄曲霉素，腌制食品中含有亚硝胺，这些化合物不但有致癌作用，甚至可能诱发胎儿畸形。此外，一些未煮熟或生吃的水产品，则有可能引起胎儿寄生虫病，导致发生贫血，会进一步损害胎儿健康。

因此，孕妇一定不要食用上述食品，尤其是孕晚期的女性更应注意。

孕期不宜吃补药和大热补品

有的孕妇认为，多吃补品和营养品会使胎儿长得更好。于是，人参、桂圆、蜂王浆……买了一大堆，进行大补。

这种做法其实是不可取的。怀孕后由于内分泌的变化，孕妇身体会发生一系列生理变化，如循环血量增多、心脏负担增加、内分泌旺盛、饮食习惯改变等。中医学认为孕妇的体质是"阳常有余，阴常不足"，人参为大补元气之品，怀孕之后如随意服用，很容易导致孕妇阳气太盛而耗阴，出现阴虚火旺之征兆。

到了妊娠晚期，孕妇往往容易出现高血压、水肿等现象，此时如果再进补大热的人参、桂圆等补品，结果不但会对孕妇和胎儿无益，反而会因机体过分温热导致高血压、水肿症状加重。同时，还可能引起早产或胎儿宫内窘迫。另外，像龙眼、鹿茸、鹿胎膏、鹿角胶和胡桃肉等属温热之性的补品，孕妇也不宜服用。

怀孕后滥用补品是有害的，因为补品大都为补阳气之物，阳盛再给补阳，势必会造成"阳过剩"。那么，多吃营养食品是不是有好处？也不是。现代女性，特别是城市里的女性，平时由于过多地食用鱼、肉、巧克力或甜食等，体液已经偏酸化，血中的儿茶酚胺水平也增高，孕妇因此易出现烦躁不安、易发脾气、易伤感等消极情绪，这种情绪又会使母体内激素和其他有害物质的分泌增加，如果是孕早期，严重者可能会导致胎儿发生唇裂、腭裂和其他器官异常。因此，孕妇营养全面均衡，适度适量就好，而非多多益善，切记"物极必反"。

孕期服用
中草药绝对
安全吗

随着医学知识的普及和人们生活质量的提高，优生优育越来越引起人们的重视，有些孕妇认为西药有副作用，可能会给胎儿造成损害，中药则无毒、无副作用，吃了也不会影响胎儿的发育。

这种观点也是误区。药物，顾名思义就是为治疗疾病的，肯定有对人体有利的一面，但也会有对人体不利的一面。医生治疗孕妇疾病的原则是：权衡药物的治疗作用与可能对胎儿的损害之间的利弊，选择对孕妇的疾病有治疗作用，又对胎儿损害相对较小的药物。

中药作为药品，和西药一样，有治疗作用，也会有一些副作用，只是有些药的副作用尚未被发现。有些中药也是妊娠期禁忌，会对胎儿带来不良影响；有的中药还可使胎儿发生畸形或影响胎儿的发育。因此孕妇在怀孕期间有病切不可盲目服用中药，如果需要服用也应遵医嘱。尤其值得注意的是，孕妇切不可听信道听途说的"秘方""验方"，随意服用中药或中成药，也不要随意服用含有中药成分的保健品，以防伤害自己和胎儿。

一般来说，怀孕期间患病并不是不能用药，如疾病对母亲及胎儿的损害超过了药物本身可能对母子的伤害时，孕妇应该在医生的指导下正确用药，不要自己随便服药。

维生素对
孕晚期女性
有哪些保健
作用

孕晚期女性对各种维生素的需要量较孕早期和孕中期多，因此孕晚期缺乏维生素可导致胎儿宫内窘迫或胎儿死亡。所以，切不要忽视维生素的摄入。

维生素A：有促进胎儿生长发育的作用，并能增强母体抵抗感染的能力，对于预防产褥感染及防止视力障碍有一定的作用。如果维生素A摄入不足，可引起早产和死产，而且产妇产后感染的可能性会大为增加。所以，孕晚期女性的维生素A需要量要比平时多20%～60%。

B族维生素：是维持机体组织正常功能的必需物质，可以维持孕妇正常食欲并预防多种神经炎，还能维持子宫肌肉的张力，是产力的基础。虽然B族维生素广泛存在于多种豆类、粮食类食物中，但由于B族维生素不能在人体内大量储存，所以一旦摄入不足，会很快消耗掉。因此，如果孕晚期女性缺乏B族维生素，除食补外，可考虑适当补充一些B族维生素制剂。

维生素C：可加强孕妇对铁的吸收和利用，预防贫血；可增强孕妇对疾病的抵抗能力、避免胎儿发育不全，还能起到使胎儿皮肤细腻的作用。孕妇如果摄入维生素C不足，分娩时新生儿易患颅内出血。要让机体获得充足的维生素C，孕晚期必须多吃新鲜蔬菜水果；蔬菜烹调时应先洗干净后切，切好后放置的时间不要太长，且烹调时间不可太长，否则大部分的维生素C会被破坏掉。

维生素D：能帮助钙磷被肠道吸收，预防胎儿佝偻病。它一方面可使胎儿的骨骼正常发育，另一方面还可预防孕妇骨质疏松，这是孕晚期必须注意的。获得维生素D的途径除了鱼类、肝类等，还可通过晒太阳获得。

怀孕晚期的孕妇一定要注意各种维生素的摄入，从膳食中补充是最合理又最简单的方法，只要注意粗细适宜，动物蛋白与植物蛋白搭配、肉类与纤维素的合理搭配，就可获得充分的维生素。

孕期生活须知

孕期的着装 孕妈咪在怀孕后随着腹部的增大，原先的服装都不合身了，原先的高跟鞋也不适合穿了，所以孕期需要特殊的衣着。

怀孕时并不需要购买昂贵的孕妇装，适合孕妇穿的服装有宽松的裤子、合身的内衣、棉质的孕妇内衣内裤、可支撑腹部的三角裤、比较宽松的上衣及套头毛衣等。不必购置人造纤维面料的衣服，因为穿天然纤维所制的衣服更舒服。夏季则有专门为孕妇设计的孕妇裙，美观又舒适。

孕妇穿鞋要注意什么 孕妇穿鞋首先要考虑其安全性。怀孕后，由于子宫增大，孕妇身体的重心前移。因此，只有肩部向后仰，腹部前挺、腰部向后缩，才能保持身体的平衡。孕妇选择鞋子应注意以下几点：

■ 要穿平跟鞋，并有牢固宽大的鞋后跟支撑身体，鞋与脚紧密结合。

■ 鞋底最好有防滑纹。

■ 能切合脚底弓形部位的形状。

■ 用料柔软舒适，如棉布鞋、软底皮鞋等。

按照上述条件，高跟鞋、容易脱落的凉鞋、硬塑料底鞋、易磨损变滑的拖鞋等都不适宜孕妇穿着，因其一方面容易使孕妇摔跤，另一方面不合适的鞋是造成孕妇腰痛的主要原因。此外，随着妊娠时间的增加，脚心受力加重，底太薄的鞋子会导致其形成扁平足，这是造成脚部疲劳、肌肉疼痛、抽筋的原因。到了妊娠晚期，孕妇容易因负重、下肢血流不如以前畅通等原因而出现脚部水肿，可穿稍大一点的鞋子。

孕期的
内衣选择

孕妇选择适宜的内衣很重要。怀孕期间，特别在怀孕3个月后，由于乳房迅速发育，如不用胸罩支撑，很容易导致乳房下垂。乳房所附着的纤维组织一旦拉长，则很难恢复原形。穿戴合适的胸罩可直接预防纤维组织拉长，从而预防乳房下垂。注意所选择的胸罩要能够完全支撑乳房，罩杯下面应有宽带支撑，穿戴时肩带不宜过紧。宜选择宽肩带，扣子为可调整式，且背扣式优于前扣式的内衣。应根据乳房发育状况购买一些尺寸不同的胸罩。如果乳房发育过大，最好连晚上就寝时也穿戴胸罩，加强支撑力量。在预产期前后可换上前扣式胸罩，便于哺喂婴儿。哺乳期还要添购夜晚专用的胸罩，以免乳汁溢漏。

孕妇的托腹
带和袜子

孕早期不使用托腹带并不会有异常现象，但从怀孕5个月起，随着腹部增大、身体发生变化，有的孕妇会感觉到腰痛。生育过的孕妇腹壁会发生松弛现象，此时使用托腹带会好一些。托腹带主要有以下作用：

■ 可预防腹壁松弛和下垂（腹部、子宫向前方下垂）。

■ 可改善孕妇因腹肌松弛形成姿势不正所带来的腰痛。

■ 可固定胀大的腹部，保持正确的姿势，使孕妇在怀孕中仍然动作轻快，并可预防腰痛及四肢疼痛，还可以使胎儿有安定的感觉。

■ 除了支撑突出的腹部，保护腹中的胎儿外，还具有保温的作用。

孕妇宜穿舒适、吸汗且透气性强的袜子。孕妇应避免穿过膝部的袜子，因为这种袜子容易在孕妇小腿上半部形成勒痕，引起静脉曲张。

适当的运动

长期以来，很多人担心孕妇运动可能导致流产或早产。随着对流产原因的研究和认识的提高，人们已改变了孕期不宜运动的观点。一般而言，中等及中等以下强度的运动，如骑自行车等日常生活范围内的运动在妊娠期都是允许的。妊娠期一般不需要调换工种，但应避免从事某些特殊体位、高强度及震动性大的工作。

到怀孕7个月以后，应每天安排1小时的工间休息，在距预产期前两周可以开始休产假。经常做些体操及散步，不但有助于增强肌肉力量及机体新陈代谢，而且有利于分娩，但禁止做比较剧烈的运动，如跑步及跳跃等。以往有早产史或已诊断为多胎妊娠者在妊娠最后3个月应避免外出旅行，以免在旅途中临产，造成母儿生命危险。

散步是孕妇最好的运动方式之一。每日散步一次，不但可以呼吸新鲜空气，而且通过散步产生适度疲劳有利于睡眠、调节情绪、消除烦躁不安等。孕妇散步时，不要走得太快、太急，避免身体受到大的振动。

床上运动

在这里向孕妇推荐一套简单体操，不需要花费很多时间，但可以达到锻炼四肢和腰部的目的，清晨和晚上都可以做：

■ 自然地坐在床上，两腿前伸成"V"字形，双手放在膝盖上，上身右转。保持两腿伸直，足趾向上，腰部要直，目视右脚，慢慢从一数至十。然后转至左边，同样数到十，再恢复原来的正面姿势。

■ 仰卧床上，膝部放松，双足平放床面，两手放在身旁。将右膝抱起，使之向胸部靠拢，然后换左腿。

■ 仰卧，双膝屈起，手臂放在身旁，肩不离床，转向左侧，用左臀着床，头向右看，恢复原来姿势。然后转向右侧，以右臀着床，头向左看，动作反复做几次，可以活动头部和腰部。

■ 跪在床上，双手双膝平均承担体重。脊背伸直，头与脊柱成一直线，慢慢将右膝抬起靠近胸部，抬头，随后伸直右腿。然后换左腿做同一动作。

综合运动　　○ **伸展运动**

■ 站立，缓慢地蹲下，动作不宜过快，下蹲到能够自然达到的程度。

■ 双腿盘坐，上肢交替上举下落。

■ 上肢向左右侧伸展，腰部随之扭动。

■ 双腿平伸，左腿向左侧方向伸直，用左手触摸左腿，尽量伸得远一些。然后，右腿向右侧方向伸直，用右手触摸右腿。

■ 直坐，小腿向腹内同时收拢，双手分别扶在左右膝盖上，然后小腿同时向外伸展。

○ 四肢运动

■ 站立，双臂向两侧平伸，肢体与肩平，用整个上肢前后摇晃画圈，大小幅度交替进行。

■ 站立，用一条腿支撑全身，另一条腿尽量抬高（注意：手最好能扶一支撑物，以免跌倒），然后换另一条腿做，可反复做几次。

■ 骨盆运动：平卧在床上，屈膝，抬起臀部，尽量抬高一些，然后徐徐下落。

■ 腹肌运动：半仰卧起坐，平卧屈膝，从平仰到半坐，不能完全坐起，这种运动视本人的体力情况而定。

■ 骨盆肌练习：收缩肛门、阴道，再放松。

**避免激烈
的运动**

孕期坚持适当的锻炼十分必要，不仅可防止体重超重，保持肌肉张力，有利于分娩过程顺利进行，而且能减轻背痛等孕期症状。但过度的锻炼会导致血液从子宫流向肌肉，运动产生的热量使孕妇体温升高，这些都不利于母体和胎儿的健康。因此，对孕妇来说，特别是平素体弱、肥胖、习惯于久坐的孕妇，做些短时间缓和的活动即可。激烈运动一般不在妊娠期间进行，尤其是以前未做过的运动。如果患有妊娠期高血压疾病、心脏病，肾脏泌尿系统的疾病，或是曾经流产、怀有双胞胎者，更加不适合做激烈运动。如阴道出现了不规律出血、腹痛等现象不能运动，此刻必须静养，来不得半点含糊。有的孕妇原来就一直习惯于从事某项运动，妊娠期间可以在绝对避免高强度过量运动的前提下继续这些活动。一般情况下，以步行、慢跑、骑自行车等运动方式比较适宜。

**旅游或
出差须知**

旅行，尤其是长途旅行，是一件十分辛苦的事情，人的身体容易因气候、地域的变化而出现不适反应，所以正常人均可能发生旅途生病的事情，对于孕妇，特别是孕晚期的孕妇，就更是辛苦、充满麻烦和易发生意外。

妊娠晚期，由于身体的变化，孕妇的活动能力会明显下降，适应环境的能力也远远不如平时，加上此时胎儿已临近"瓜熟蒂落"，如果长途旅行，长时间颠簸、作息时间不能保证、环境变化无常，极易使孕妇精神紧张、不安，身体疲惫；由于旅途条件有限，车船中人员高度集中，孕妇免不了受到碰撞或拥挤。另外，由于交通工具内人员杂聚，空气相对混浊，各种致病细菌比其他环境要多，孕妇清洗洁身比较困难，容易感染疾病。

在这种条件下，孕妇往往易发生早产、急产等意外情况，这在日常生活中屡见不鲜。而且旅途中由于当地的医疗条件未知，医务人员也不了解孕妇的情况，在处理紧急情况的时候难免有所偏差。因此，妊娠晚期旅行对孕妇来说是不可取的，最好避免。

如果由于特殊情况，孕妇一定要外出旅行，也应该从以下几方面做好准备：

■ 不要临近预产期才开始动身，一般最好提前1～2个月，以防途中早产。为防万一，最好随身带些临产的物品，如纱布、酒精、止血药品以及婴儿衣被等。

■ 交通工具以乘火车为宜，一定要购买卧铺车票。

■ 考虑目的地气候条件，带好必要的衣物，如到东北，最好带上御寒的衣服；到炎热的广州，则可带些薄衣裙之类的衣物。

■ 旅途中注意饮食卫生，不要吃生冷、变味的食品，不喝不开的水，以防感染肠道疾病。

■ 孕妇如果有晕车的毛病，应在医生的指导下，备好孕妇可以服用的防晕车药物，千万别自己乱服晕车药，以免对胎儿造成伤害。

■ 万一途中出现腹部阵痛、阴道出血等情况，应及时报告车上的工作人员，最好能争取在沿途大站下车，及早到当地医院分娩。

预防仰卧位综合征

孕妇仰卧时，增大的子宫会压迫下腔静脉，使回心血量在短时间内突然减少，心脏搏出减少，导致血压下降，孕妇出现心悸、出冷汗、面色苍白等现象。此时孕妇只要转向左侧卧位，子宫对下腔静脉的压迫会立即解除，上述症状也将随之消失。

孕妇在怀孕期应尽量避免长时间仰卧，在休息或睡觉时尽量采取左侧卧位，可以避免子宫对下腔静脉的压迫，从而防止仰卧位综合征的发生。

由于盆腔左侧有结肠，而女性怀孕后肠蠕动减弱，使得经常有大便积存贮留在肠腔内。因此，大约有80%的孕妇子宫向右旋转，使右侧输尿管受到子宫及胎儿先露的挤压，容易患右侧肾盂肾炎。左侧卧位时，右旋的子宫得到一定程度纠正，从而减轻了子宫对右侧输尿管的挤压，减少妊娠期泌尿系统感染的发生，同时也可避免发生仰卧位综合征。

孕妇不宜睡电热毯

科学家研究发现，生活在架有高压电附近的人经常会感到头昏头痛，精神恍惚，就连在那里常吃草的奶牛产奶量也会明显减少，并且生育小牛的畸形发生率也会有所增加。当使用电热毯时，由于人体和电热毯之间存在电容，即使是绝缘电阻完全合格的电热毯，也会有感应电压产生并作用于身体。人体与电热毯之间的感应电压可达40～70伏特，且有15微安的电流强度。这个电流虽小，但由于电热毯紧贴于孕妇身下，对处于发育阶段的胎儿可能存在潜在的危险。美国的一些研究资料证实，部分婴儿的畸形与孕妇睡电热毯有关。在国内虽尚无这方面的研究结果，但为了安全起见，孕妇最好不要睡电热毯。

孕妇能染发、烫发、化妆吗

孕妇尽量不要染发、烫发、涂口红。染发、烫发、涂口红是否对胎儿有影响，目前还没有详细的研究报道。从理论上讲，染发液、烫发液、口红及指甲油都含有合成颜料或合成化学剂，这些化学物质对人体有一定的毒性作用。孕妇如果去医院检查，一定不要涂口红及指甲油，因为医生要靠观察指甲颜色及唇色等来判断是否患有贫血。另外，如果因工作性质要求必须化妆时，最好用经国家质量检测合格的产品。

孕期色斑防护

怀孕期因胎盘分泌激素的影响，皮肤色素沉着增加，以乳头、乳晕、外阴、腹中线及脐周最为明显。妊娠期无须特殊处理，分娩后会渐渐消退或变浅。

○ 蝴蝶斑

蝴蝶斑是妊娠期发生在面部呈蝴蝶状色素沉着的黄褐色斑。它是由于孕妇垂体分泌促黑色素细胞激素（MSH）增加之故，而妊娠使孕妇体内雌激素、孕激素大量增加，后两者又间接或直接地增强了MSH的功能。

50%以上的孕妇于妊娠3～4个月面部开始出现蝴蝶斑，对称地分布在双侧面颊部，并累及前额、眼眶周围、鼻部、上唇等部位，呈蝴蝶状，偶尔也见于下颌部，无任何自觉症状和全身不适。多数于分娩后缓慢消退。下次妊娠时还会再复发。极少数产妇分娩后不能完全消退。必要时，分娩后可去看皮肤科医生，一般可采用药物局部涂搽和剥脱疗法（药物法、激光等）进行治疗。

○ 妊娠纹

皮肤科把皮肤出现的原发性条纹状萎缩称为萎缩纹，又叫膨胀纹，妊娠期发生者叫作妊娠纹。妊娠纹的发生与肾上腺皮质分泌的皮质醇增多有关。皮质醇具有分解弹性纤维蛋白的作用，使其变性并抑制成纤维细胞的功能，致使皮肤因弹性纤维变性而脆弱，加上增大的子宫使腹壁皮肤呈持久过度伸张而断裂，同样的道理，少数孕妇连乳房、大腿皮肤也出现妊娠纹，分娩后随着时间的推移，原来淡红色的纹渐渐变成白色。虽然广告宣传很多预防办法，但还没有一种奏效的，科学合理地管理体重才是既有利于妊娠，又有利于美体的好办法。

由于激素水平的变化导致孕期皮肤的特殊变化，所以孕前、孕期更需要自然保养，如勤洗脸，多按摩。

（1）洗脸

妊娠期每日至少洗脸两次，在出汗多的季节，还要增加洗脸次数，并在洗后搽上护肤品。孕期出现的黄褐斑、蝴蝶斑，在产后会慢慢消退，不必十分介意。

受紫外线照射也容易长黑斑，所以应避免强烈的阳光照在脸上。外出时要戴帽子，在脸上搽些防晒霜，以保护皮肤。

（2）按摩

妊娠期每天都需要进行脸部按摩。坚持按摩有助于保持皮肤细嫩，使皮肤功能在产后能尽早恢复。

由于现代女性比较注意皮肤护理，现在孕妇出现蝴蝶斑的很少，可见孕前、孕期皮肤保养很重要。

孕妇乳房的护理

母乳是婴儿的最佳食品，为了能够在产后顺利地哺乳，应提前在孕期做好乳房的清洁与护理工作。主要包括以下内容：

■ 孕期不要穿过紧的上衣，以免压迫乳房；应配戴合适的乳罩，防止乳房下垂。

■ 孕妇的皮脂腺分泌旺盛，应定期清洗乳头，并在清洗后抹上油脂，以免乳头皲裂。

■ 怀孕4~5个月后，每日用清水擦洗乳头，可增加乳头弹力及乳头表面厚度，从而耐受婴儿吸吮，减少哺乳期乳头皲裂的发生机会。

■ 乳头内陷的孕妇，可在孕晚期擦洗乳房后做"乳头伸展练习"。具体做法：将两拇指平行放在乳头两侧，慢慢地把乳头向外侧拉开，牵拉乳晕皮肤及皮下组织，使乳头向外突出，每日重复数次。

刺激乳头引产的方法及禁忌

研究证明，刺激乳头会引发宫缩促进临产，其机制为：通过神经内分泌通路的传导，促使孕妇体内的内源性催产素分泌增多，作用于子宫肌产生子宫收缩。因此，国外用刺激乳头作为引发宫缩的方法。

刺激乳头引发宫缩的适应证：对已经超过预产期，或已接近过期妊娠的孕妇，经医生检查，确无头盆不称等并发症者，可以用刺激乳头的方法引起子宫收缩。刺激乳头的方法：孕妇可取半左侧卧位，双臂交叉于胸前，用双手拇指、食指及中指抓住乳头，同时有规律地做捻转乳头动作，持续6~10分钟，每日3次。

但是，有以下情况者不宜刺激乳头：37周以下孕期子宫敏感性高，或曾有过早产、习惯性流产史，曾发生过胎膜早破、胎死宫内，有过多次人流、引产史，或子宫颈机能不全的孕妇，孕期均不宜过多地刺激乳房和乳头，以免引起早产。

保护口腔卫生

受孕激素的影响，孕妇口腔会出现牙龈充血、水肿等一系列变化，并使口腔黏膜对一些致病细菌以及有害物质的抵抗力下降。所以，孕妇很容易患牙龈炎和口腔炎。

为预防口腔疾病，孕妇应坚持早晚刷牙，饭后用淡盐水漱口；饮食上要多吃一些蛋类、瘦肉、豆制品和富含维生素的蔬菜及水果，这样孕妇不仅可以防止牙病发生，而且对胎儿牙齿及骨骼的发育也有好处。

另外，孕期尽量不要因为牙病拔牙。孕期拔牙容易出血，拔牙时的麻醉干扰及疼痛容易导致流产和早产。如果必须拔牙时，应选择在怀孕3~7个月期间进行。拔牙前应当充分休息，消除精神紧张；拔牙时麻醉要完善，避免引起孕妇疼痛；麻醉药中不加肾上腺素；有习惯性流产、早产者禁忌孕期拔牙。

孕期如何接受预防接种

孕期应尽量少吃药打针，但必要时需接受某些预防接种，主要包括以下几种：

（1）狂犬病疫苗

狂犬病的病死率极高，如孕妇被狗或其他动物咬伤，皆应注射狂犬病疫苗。

被严重咬伤的孕妇，应立即注射狂犬病免疫球蛋白或注射抗狂犬病血清（40单位／千克体重），然后再按程序注射狂犬病疫苗。

（2）破伤风类毒素

孕妇接种破伤风类毒素可以预防胎儿染上破伤风。若孕妇已染上破伤风，则不宜注射，以免引起过敏，可用人血破伤风免疫球蛋白。

（3）乙肝疫苗

孕妇生活在乙肝高发地区或家庭成员有HBsAg阳性及HBeAg阳性者，发现怀孕后应及时注射乙肝疫苗。但是，孕妇本人如果是HBsAg阳性，尤其伴有HBeAg阳性，给其注射乙肝疫苗则收不到应有的效果，可在分娩后给婴儿注射乙肝疫苗。

（4）人血或人胎盘血丙种球蛋白

适用于已经受到或可能受到甲型肝炎感染的孕妇。

另外，国外还对怀孕3个月的女性进行流感疫苗注射，以防孕妇患流感引起早产。此外，还规定给育龄女性接种风疹疫苗。但需要注意，孕期注射风疹疫苗并不十分安全。

○ 孕妇春季养护要点

孕妇四季
养护要点

春天是万物生长的季节，在这个季节，孕妈咪除了进行按时、规范的产前检查外还应注意哪些问题呢？

（1）注意保持良好的心理状态

胎儿生长所处的内分泌环境与母体的精神状态密切关联，孕妇保持心情舒畅、乐观豁达、情绪稳定，有利于胎儿生长及中枢神经系统的发育。

（2）提倡户外运动

由于冬季日照短，紫外线不足，户外运动少，容易造成维生素D的缺乏，从而导致钙吸收障碍，引起腿抽筋，乃至胎儿先天缺钙。为了积极预防缺钙，春暖花开的季节，孕妇一定要走出家门，多晒太阳，多散步，沐浴阳光和春风。

（3）春季警惕几种传染病

春天万物复苏，万紫千红，也是各种致病菌流行的季节，孕妈咪尤其应注意防止传染病。

（4）风疹病毒

风疹病毒是一种致畸病毒，孕早期感染会导致胎儿畸形。风疹病毒主要经呼吸道传播，孕早期感染（孕3个月内胎儿成形）可能会引起胎儿先天性心脏病、白内障、耳聋等先天畸形。未接种过风疹疫苗的孕妇，应避免接触风疹患者。如有接触史，应尽快到医院检查风疹病毒抗体，即IgG抗体，并根据情况进行处理。

（5）戊肝病毒

春季是肝炎的好发季节，戊肝以孕妇及老年人多发，主要经消化道传播。预防戊肝需要做好个人卫生，饭前便后洗手，避免不洁饮食，消灭传播媒介（如蝇、蟑）等。

（6）科学膳食并补充叶酸

研究表明叶酸参与胎儿中枢神经系统的发育，我国每年约有10万名无脑儿出生，其发病率春季高于其他季节，孕妇叶酸的缺乏是其重要原因。因此，孕期补充叶酸非常必要，在水果、蔬菜、蛋黄及科学配方的孕妇奶粉中叶酸含量较高。孕妇应从孕前3个月至孕后3个月口服叶酸片（斯利安片）0.4毫克，每日一次。

○ 孕妇夏季养护要点

在夏季孕妇必须注意以下几个方面的问题：

（1）不宜起居无常

孕妇应在夏季做到"夜卧早起，无厌于日"，中午要有适当的休息时间。为了适应夏季的气候，孕妇还应适当参加一些锻炼，增强体质，以顺应季节的变化，保证胎儿的健康成长。

（2）不宜烦躁易怒

炎夏酷暑，加上怀孕后的一些生理变化，使一些孕妇变得烦躁不安，这样也会影响到腹中胎儿，对母子健康是不利的。因此，要保持良好心态，心平气和地待人处事。

（3）不宜夜间贪凉

夏季天气炎热，人们在夜间往往喜欢迎风而卧，或电扇彻夜不停。中医学认为，孕妇妊娠后，多血气虚弱，易受风邪袭击，疾患遂生，故夏夜乘凉，应注意"夏不欲过凉""眠不动风扇""不可坐卧星下""盛夏夜卧，亦必着单"等。

（4）不宜暴晒中暑

夏季天气炎热，孕妇要注意避免中暑，避免因暑毒攻胎，引起胎儿不良反应。孕妇外出时要戴遮阳帽或打遮阳伞，尽量避免长时间处于烈日直射之下，以防紫外线暴晒产生黑斑，并防止因长时间暴晒引起身体不适而导致晕厥。平时经常饮用一些防暑茶、绿豆汤之类的解暑解热之品。

（5）不宜饮食无节

盛夏时节，人们普遍食欲欠佳，因此好吃生冷之物解暑。但处于孕期的女性对饮食和营养要特别注意，切不可过食生冷，贪食冷饮，也不能饮食过于简单，随便对付，避免引起腹中胎儿营养不良。

（6）不宜在公共游泳池游泳

盛夏季节天气炎热，人们都喜欢去游泳，由于江河或游泳池都是公共活动场所，很容易传播各种疾病，尤其是某些疾病易通过孕妇阴道传播，影响孕妇和胎儿的健康。因此，孕妇在夏季要注意卫生，尤其不要在公共游泳池游泳。

○ 孕妇秋季养护要点

（1）预防感冒

普通的感冒疾病如流感、副流感病毒一般不会引起胎儿畸形，但如果在妊娠早期感染风疹或巨细胞包涵体病毒，引起胎儿畸形的概率会明显增加。因此，在秋季孕妇应注意保暖，避免病毒感染。

（2）营养均衡

蛋白质主要由动物类食品提供，是胎儿组织器官，尤其是大脑和神经系统发育最重要的营养成分。准妈妈要保证每天摄入充足的蛋白质，如鸡蛋、瘦肉、牛奶以及各种豆制品，新鲜蔬菜、水果中都含有大量维生素和无机盐，秋天蔬菜、水果品种多，质量好，准妈妈每天应保证有500克左右的绿叶及橙黄色类蔬菜的摄入。

除膳食本身外，孕妇还应根据自身的需要，补充铁、钙、维生素D等。

（3）心态平衡

准妈妈要做好自我的心理调节，家人要给她们更多的关怀。有过不良接触史的准妈妈，可及时到医院进行咨询，在医生的指导下做好必要的产前检查。总之，怀孕后一定要保持愉悦的心情，以避免心理障碍影响胎儿的正常发育。

（4）避免有害接触

秋冬季准妈妈的居室要注意经常开窗通风，房屋新装修或内有新购买的家具最好搁置半年以上再入住。同时，还要注意食品卫生，对新鲜的蔬菜水果要认真清洗，特别要防止蔬菜或水果表面的农药残留物摄入体内。

○ 孕妇冬季养护要点

（1）注意预防感冒

严寒的冬季空气干燥，容易感冒，孕妇应特别注意预防感冒，不要去人多拥挤的地方，特别是有感冒流行的区域，以免被感染。

（2）注意空气流通

因天寒怕冷，人们常将门窗紧闭，不注意通风，因此造成室内空气污浊，氧气不足，孕妇会感到身体不适，还会对胎儿的发育产生不良影响。

（3）适量运动

户外散步是孕妇最适宜的运动，不要因天气冷就不外出，应该在阳光充足、气候比较温暖的下午坚持散步，使肌肉筋骨得到运动，血液流通畅快，且又可呼吸新鲜空气。

（4）注意防止路滑摔跤

下雪天孕妇外出时应有伴同行，且应穿上防滑的鞋子，以免滑倒。

**孕期失眠
的苦恼**

妊娠后，部分孕妇失眠，部分孕妇睡觉多。失眠者除与妊娠有关外，还与孕妇本人的神经类型有关。肚子变大、睡觉的姿势受限制、胎动频繁、呼吸困难都是造成失眠的原因，但最主要的原因还是精神疲劳和不安。睡不着时不要过于烦躁，如果实在睡不着，可以看看书或找点儿事情做，把时间打发过去，白天可进行适当的运动，不要睡得太多，有轻度的疲劳感就容易自然入睡。如果失眠不断出现，可做做头部按摩，或向医生请教，必要时遵医嘱服药。

■ 尽量避免饮用含咖啡因的饮料，如汽水、咖啡、茶，如果实在想喝，可在早晨或下午午睡后适量饮用。

■ 临睡前不要喝过多的水或汤，有的孕妇发现早饭和午饭多吃点，晚饭少吃，有利于睡眠。

■ 养成有规律的睡眠习惯，晚上在同一时间睡眠，早晨在同一时间起床。不要躺在床上打发时间，除了睡觉和休闲看书躺在床上外，其余时间尽量不要留恋床铺。

■ 睡觉前不要做剧烈运动，应该放松一下神经，比如洗个温水澡，做做瑜伽。

■ 如果半夜出现腿抽筋的情况，请用力将脚蹬到墙上或下床站立片刻，有助于缓解抽筋。当然还要保证膳食中有足够的钙。

■ 参加瑜伽学习班，学习一些心情放松的办法。

■ 如果恐惧和焦虑使你不能入睡，就要考虑参加分娩学习班或新父母学习班。如果辗转反侧不能入睡，可边看书或听音乐，边按摩安眠穴。

怀孕与性生活

怀孕后女性无论身体还是心理都发生了变化，许多孕妇担心孕期性生活会对胎儿不利，对丈夫提出的性要求加以拒绝，造成夫妻间的不愉快。其实，孕期的性生活不是被完全禁止的，可以根据怀孕月数、孕妇的身体状况及夫妻间的性要求进行调整。

在孕早期，特别是怀孕的头两个月，应尽量避免性生活，因为此时受精卵刚刚在子宫内着床，胎盘还没有形成，是最不稳定的时期，性生活的过度刺激会使子宫收缩，导致流产。据统计，妊娠初期由于性交而引起流产的发生率为26.3%。由于有的孕妇早孕反应较重，对丈夫的性要求会产生反感情绪，作为丈夫应理解此时妻子的心理变化。怀孕早期应尽量避免性生活，但并不是说绝对禁止。有的孕妇一切正常，自己也有性要求，不妨采取浅插式，并缩短性交时间，减少性交次数。如果有多次流产史的孕妇，建议暂时停止性生活为好。

怀孕中期是孕妇状态最佳时期，此时早孕反应已经过去，孕妇的心情也趋于平静，在此期间孕妇的性生活一般可以不加限制。但此时孕妇的腹部已隆起，性生活要注意性交姿势，以不直接压迫孕妇腹部为宜。

怀孕晚期腹部明显增大，孕妇可能出现心烦、嗜睡及性欲下降等状况，孕晚期子宫颈口的分泌物也会增加，特别是最后一个月，性生活容易引起感染，性兴奋也易造成子宫收缩，出现胎膜早破或早产等情况。所以怀孕晚期性生活一定要注意，性交体位以双方舒适为度，无须尝试新的性交姿势。

哪些孕妇忌性生活

对于有习惯流产史者，在整个妊娠期间应尽量避免性生活及性刺激，因为性兴奋能诱发子宫强烈收缩，引发流产。有早产史者，则应在上次早产相应月份的前一个月开始直至分娩的一段时期内，避免性生活。

出现原因不明的出血、流水、前置胎盘、胎盘部分剥离，也要避免性生活。因为摩擦会增加出血的危险，严重时可导致产前大出血、早产和胎儿死亡。

有性交疼痛、高血压、糖尿病及医生建议不宜进行性生活的孕妇也要避免孕期性生活。丈夫患有传染病时不要进行性生活，以免造成不良结果，后悔莫及。

丈夫应多理解怀孕的妻子

很多孕妇担心怀孕后性生活会导致流产、早产或宫内感染，但孕妇这种心情常常不能被丈夫理解，妻子又羞于和其他人谈论这件事，尽管很想满足丈夫的要求，但身体却不能很好地适应。那些曾因性生活引起流产或早产的孕妇，怀孕后的性欲则会更低。但并非所有的孕妇都在孕期出现性欲降低的现象，许多女性怀孕后可能会性欲增强。

男女对性的需求有所不同，青年男子的性欲普遍较高，甚至有些丈夫明知妻子怀孕，仍然不加以克制。夫妻之间要相互理解，作为丈夫，应理解妻子怀孕后的心情及性欲变化；作为妻子，也应体谅丈夫，协助丈夫解决性需求。性生活是夫妻双方的事，遇到问题要协商解决，孕妇最好不要用"太累了""肚子痛"等来搪塞应付。作为丈夫，当看到妻子的肚子一天天隆起时，应把关爱之心放在性欲之前，更加疼爱、体贴妻子。

性交高潮后的腹痛

对正常孕妇（没有先兆流产、习惯性流产、先兆早产及早产史）来说，在性交高潮后偶尔发生腹痛或伴有腰痛属于正常现象。其产生可能与妊娠期间盆腔内静脉充血、性欲激起时性器官充血以及性高潮等因素有关，有时还可能与精液中前列腺素引起子宫收缩或心理原因有关。

性交高潮后腹痛并不是性交伤及胎儿的征兆。大部分专家认为，对流产和早产低危孕妇来说，性交高潮后腹痛不会引起流产或早产。如果孕妇存在一些心理负担，性交前可由丈夫按摩孕妇的后腰，以缓解妻子的紧张情绪。另外，性高潮引发的子宫收缩会对胎儿心率产生暂时性作用，但并无不利影响。尽管如此，对子宫颈松弛及有早产史的孕妇，这种反射性子宫收缩仍有一定危险。若出现性交后出血，则需做进一步检查，以发现是否有前置胎盘、胎盘早剥及阴道和子宫颈病变。

产前检查及产前诊断须知

产前诊断
不同于产
前检查

产前诊断不同于产前定期检查。产前检查是指对孕妇的常规检查，以确定其身体状态，如有无妊娠并发症（详见妊娠期症状与并发疾病一章），胎位是否正常以及胎儿发育是否正常等。产前检查是每个孕妇都必须做的妊娠期保健检查，而产前诊断则仅限于有特殊情况的孕妇。产前诊断又称出生前诊断或宫内诊断，是胎儿出生前通过某些特殊检查，确定胎儿是否患有某些先天性疾病或有无发育缺陷，如畸形。常用的方法包括：羊膜腔穿刺、超声波检查、绒毛活检术、脐带穿刺术、胎儿镜检查、胎儿宫内治疗等。

产前检查的
好处

妊娠分娩是正常的生理过程，不是"害病"，但要预防疾病，产前检查正是从预防入手，对母婴实行医疗保护。

首先，产前检查能及早发现并预防疾病，确保母子健康。妊娠后，母体各器官发生一系列变化，这些变化可引起妊娠期并发症，如妊娠期高血压疾病，或使原有心、肝、肾、肺等重要脏器疾病加重，危及母婴健康甚至生命。通过产前检查，决定能否继续妊娠，并分别采取监护、治疗或人工流产等措施。

其次，产前检查能保证胎儿正常发育。过去的产科是以母体为中心的保健系统，随着医学的发展和实际需要，一门新兴的边缘学科——围产医学应运而生。它包括了以母-胎为中心的围产期保健内容，通过新技术、新方法，对妊娠疾病进行及时诊治。例如，感染性疾病筛查、唐氏综合征筛查、B超、羊膜腔造影、羊水细胞培养、胎儿镜等检查，都可以及早发现胎儿先天性缺陷，了解胎儿生长发育是否正常，适时给孕妇以生活、卫生及保健指导。所以，即使孕妇自我感觉良好，也要按时进行产前检查，因为很多异常情况靠自己感觉是发现不了的。

产前检查的时间

为了使孕妇得到系统而周密的检查，每位孕妇从早孕确诊、产前检查、分娩到产后随诊，都应在一个医疗单位进行。妊娠的确诊越早越好，使孕妇及家人都能及早注意一些问题。怀孕28周以前，每3~4周检查一次；怀孕28周以后，每2周检查一次，怀孕36周以后，每周检查一次。发现异常情况，随时就诊。是否需要做产前诊断，是否为"高危妊娠"，应由医生确诊。如属"高危"，应按医生的吩咐严密监护，必要时需住院监护及治疗。一般在32周时，应由有经验的医生对妊娠过程进行评价，同时做骨盆测量。在36周时，对分娩问题做审慎估计和准备。

为了孕妈咪和宝宝的健康，应当遵从医嘱，全力配合，定期进行产前检查。

怎样进行产前检查

（1）全身检查（产科初诊时检查）

包括听诊检查心脏及肺脏、检查乳房有无肿块及有无乳头内陷等。

（2）体重（每次门诊时测量）

每次门诊都要量体重，以确定体重增加是否在正常范围内。每次称量前最好先排解大小便，穿同样重量的衣服，以保证称量准确。在妊娠头3个月，由于妊娠反应，一些孕妇可能出现体重减轻。妊娠20周以后，如果每周体重增加超过0.5千克，要特别注意有无妊娠高血压综合征。

（3）血压（每次门诊时测量）

妊娠期血压较怀孕前稍低，检查发现血压升高，要警惕有无妊娠高血压综合征。但是，有很多因素会引起血压升高，其中包括紧张、休息不好、刚刚活动完等，必要时在休息后应重新测量一次。

（4）腹部的触诊检查（每次门诊时检查）

包括测量子宫底高度、腹围及轻轻触压腹部以确定胎儿在子宫内的位置。

腿、踝部及手的触诊检查：以确定这些部位有无水肿。在妊娠晚期，这些部位可能在白天出现轻度水肿，但常常在经过一夜休息后消失。如果这些部位的水肿在休息后没有消失，要警惕有无妊娠高血压综合征。

（5）胎心音检查（怀孕14周后每次门诊时检查）

通过检查胎心率来确定胎儿健康状况，胎心率在120次/分钟～160次/分钟为正常。可直接用胎心听筒或多普勒监听胎心音。

（6）内诊检查（怀孕30～34周时检查）

主要检查产道是否正常，包括检查软产道（阴道及子宫颈）和骨产道两部分。如果孕妇情绪放松的话，内诊检查可无不适感。

产前检查的内容

产前检查的内容分为病史采集、体格检查、妇科检查、实验室检查及特殊检查。

（1）病史采集

早孕确诊时应详细询问病史，包括年龄、妊产次、职业、本次妊娠经过、月经及婚姻史、既往孕产史、丈夫健康状况及家族成员中有无先天缺陷患者等。

（2）体格检查

包括步态、发育、营养状态、血压、体重、身高及心肺肝脾检查。

（3）妇科检查

了解外阴、阴道、宫颈、盆腔有无异常；子宫的大小、形状是否与怀孕月份相符合；测量骨盆，了解骨盆大小及形态，估计胎儿能否顺利从阴道分娩。一般骨盆内测量在怀孕30～34周进行。

（4）实验室检查

包括血型、血尿常规、尿糖、肝功能、乙肝表面抗原、梅毒血清学检查、风疹病毒、弓形体等检查，高危孕妇还应进行淋球菌检查。

（5）特殊检查

怀孕16～18周首次进行超声波检查，必要时可复查；有些孕妇需要进行产前诊断检查，于怀孕16～20周进行母血或羊水细胞遗传学检查及甲胎蛋白测定胎儿是否畸形；必要时进行糖耐量试验和羊水检查。

产前化验检查的项目及意义

○ 尿液常规检查

应注意在清洗会阴后，留取中段尿液进行检查，主要检测以下几项：

（1）蛋白

阴道分泌物污染小便时可出现小便中蛋白微量，如果反复出现尿蛋白微量或阳性，要注意有无妊娠高血压综合征。

（2）糖

进食后偶尔会出现尿糖微量或阳性，如果反复出现这种情况，要注意有无糖尿病。

（3）镜检

阴道分泌物污染小便时尿液镜检可出现少量上皮细胞、白细胞或红细胞，如果反复出现白细胞或红细胞，要注意有无泌尿系统感染。

○ 血液常规检查

主要检测以下几项：

（1）血红蛋白

孕妇血红蛋白低于10克/100毫升，表示贫血，应补充铁剂或进食富含铁的食物。

（2）白细胞

孕妇白细胞计数低于4000/立方毫米，提示白细胞过低（此种情况孕期少见）。白细胞计数高于15000/立方毫米，为白细胞增高，提示可能有感染存在，需要复查。

（3）血小板

孕妇血小板低于10万/立方毫米，提示血小板过低，产时容易出血，必要时要进一步检查血小板过低原因，并及时处理。

（4）红细胞压积

孕妇红细胞压积高于35%，代表血液浓缩，常见于妊娠高血压综合征。

血液生化检查

主要检测以下几项：

（1）肝脏功能及肾脏功能

孕妇肝脏及肾脏功能异常者少见，主要见于有妊娠合并症或并发症者，如妊娠合并肝炎、肾炎或妊娠高血压综合征等。少数孕妇在孕期会有原因不明的肝功能升高（通常为轻度升高）。

（2）空腹血糖及血糖筛查

如空腹血糖高于5.56mmol/L（或100mg/dl），或50克葡萄糖耐量试验（服糖1小时后）血糖高于7.78mmol/L（或140mg/dl），则提示孕妇可能患有糖尿病，必要时做75克葡萄糖耐量试验，以明确诊断。

血免疫检测

主要检测以下几项：

（1）澳抗

反映孕妇现在或过去是否感染过乙型肝炎病毒及是否有传染性。

（2）梅毒血清学检测

早期发现、早期治疗孕妇梅毒可防止胎儿被感染。如果发现存在梅毒感染，常需夫妻同时治疗。如不能对胎儿状况作出判断，孕妇应采用人工流产终止妊娠。

（3）ABO血型与Rh血型

孕妇必须检查血型，必要时查Rh血型。孕妇血型为O型或Rh阴性，应查其丈夫血型。如孕妇Rh阴性，丈夫Rh阳性，又有过生产史、人流史、输血史，胎儿就有因Rh血型不合而产生溶血的可能性。如果孕妇血型为O型，丈夫是A型、B型或AB型，少数新生儿有发生ABO血型不合，引起ABO溶血的可能性。

○ 微生物学检测

主要检测以下几项：

（1）细菌培养

检测孕妇的阴道和子宫颈管内是否有细菌生长。从这些部位培养出的细菌并不一定是引起孕妇感染的病原体。

（2）病毒检测

引起TORCH感染的病原体包括弓形体、风疹病毒、巨细胞病毒、疱疹病毒、柯萨奇病毒、肝炎病毒、梅毒螺旋体及B-19病毒等。可取孕妇的静脉血或子宫颈部位的标本进行检测。

哪些孕妇应进行产前诊断

■ 年龄在35岁以上的高龄孕妇。

■ 夫妻为近亲结婚。

■ 家族中有遗传病史，如血友病、代谢性疾病、遗传性疾病等。

■ 夫妇中一方有染色体异常。

■ 生过无脑儿、脊柱裂或其他先天性畸形婴儿。

■ 生过先天性愚型儿。

■ 有习惯性流产史以及不明原因的死胎史。

■ 孕早期患有严重病毒感染或接触过大剂量辐射等。

哪些情况容易发生高危妊娠

在妊娠期有某种病理因素或致病因素可能危害孕妇、胎儿或新生儿而导致难产，称为高危妊娠。高危妊娠主要包括以下几种情况：

■ 孕妇年龄小于16岁或大于35岁。

■ 有异常妊娠病史，如自然流产、宫外孕、早产、死胎、死产、难产（包括剖宫产）、新生儿死亡、新生儿溶血性黄疸、新生儿畸形或有先天性及遗传性疾病等。

■ 各种妊娠并发症，如妊高征、前置胎盘、胎盘早期剥离、羊水过多或过少、胎儿宫内生长迟缓、过期妊娠及母婴血型不合等。

■ 各种妊娠合并症，如心脏病、糖尿病、高血压、肾脏病、肝炎、甲状腺功能亢进、血液病（包括贫血）及病毒感染（如风疹、水痘）等。

■ 可能发生分娩异常者，如胎位异常、巨大胎儿、多胎妊娠、骨盆异常及软产道异常等。

■ 胎盘功能不全，如胎盘老化，羊水过少等。

■ 妊娠期接触过放射线、化学性毒物或服用过对胎儿有影响的药物。

■ 患有盆腔肿瘤或有盆腔手术史。

由于高危妊娠可增加围产期母婴发病率和死亡率，故应引起特别重视。一般应由有经验的医师对高危妊娠进行监测。只要孕妇能与医生密切合作，绝大多数孕妇可安全度过妊娠期及分娩期。

在确诊怀孕后的首次检查时，医生会对孕妇进行一次盆腔检查，也就是阴道内诊检查。有些孕妇对此很不理解，对盆腔检查是否会影响胎儿的发育及能否引起早产也有顾虑。其实，盆腔内诊十分必要，它可以帮助医生了解以下方面的信息：

■ 通过窥器暴露阴道、子宫颈，可直接观察局部有无炎症、赘生物、息肉、畸形或肿瘤，检查白带清洁度，有无滴虫、真菌与链球菌感染等。

■ 双合诊检查：确定子宫大小，作为核对预产期的依据，对月经周期不规律者尤其重要；子宫大小是否符合孕周对月经规律者同样有意义，子宫小于孕周可能为胚胎发育不良，大于孕周则应注意双胎或葡萄胎；了解子宫形状，有无肌瘤及大小、数目、部位、子宫肌瘤的种类及有无子宫角妊娠的可能；发现附件肿物，查明大小、性质、活动度及有无压痛，有压痛者还要注意除外异位妊娠的可能。

进行检查时，医生会告诉孕妇放松心情，张口呼吸，令腹肌松弛，将一个窥器蘸上润滑液放入阴道，通过窥器医生可以观察阴道和宫颈口情况。随后医生会戴上无菌手套，两指放入阴道与另一只手置于腹部检查子宫与双附件的情况。在孕早期进行轻柔而正规的检查，不会影响胎儿的生长发育及正常妊娠，也不会引起流产。检查简便易行，可以发现多种异常，有些甚至是妊娠以及B超发现不了的，使有异常情况的患者能获得及时的治疗，并有助于制订正确的分娩方案，对母婴均有益。

通过羊膜腔穿刺，抽吸羊水进行包括细胞培养、性染色体检测、染色体核型分析、甲胎蛋白测定及羊水生化检查等，以确定胎儿是否成熟及诊断胎儿某些遗传病和畸形的一种产前诊断方法。我国自1977年开展这项工作以来，目前已被全国各大城市广泛应用。一般羊水穿刺在妊娠16～20周进行，先行超声波检查确定胎盘位置，选择穿刺点，抽吸羊水20毫升，所得的上清液做生化检查，沉淀的羊水细胞做细胞遗传学检查。

羊膜腔穿刺有危险吗

因为羊膜腔穿刺是一种轻微侵入性的产前诊断方法，很多人对它的安全问题产生顾虑。各大医院开展羊膜腔穿刺检查以来，尚未发现并发症。当然任何方法都不是万无一失的，羊膜腔穿刺的主要危险是自然流产，与未做羊膜腔穿刺的病例对比，它使自然流产率增加1％。另外，还可能发生其他少见的并发症，包括胎儿损伤、感染、出血及穿刺失败等，这种情况见于技术不熟练。不过在B超的监测下，由有经验的专职医生操作，羊膜腔穿刺仍不失为一种安全、可靠及检查简便的产前诊断方法。

孕晚期羊膜腔穿刺查胎儿成熟情况

孕晚期羊膜腔穿刺是指在孕28周以后进行的羊膜腔穿刺，主要是了解胎儿成熟度、有无宫内感染、血液免疫情况及羊膜腔注射药物促进胎肺成熟等。用羊水进行生化检查测定胎儿成熟度，是最方便、有效的方法。

通过羊水检查了解胎儿成熟度的方法有：

■ 羊水震荡试验：根据胎肺表面活性物质在95％酒精中震荡后，液面是否形成环状泡沫来判断胎肺成熟度。羊水震荡试验阳性的胎儿出生后极少发生新生儿呼吸窘迫综合征（NRDS）。

■ 肺表面活性物质测定：包括L/S比值和PG的测定。

■ 胎儿肾成熟度测定：测定羊水中肌酐含量。

■ 胎儿肝脏成熟度测定：测定羊水中胆红素含量。

为什么要测甲胎蛋白

甲胎蛋白（AFP）是一种胎儿的特异性球蛋白。孕早期甲胎蛋白主要由胚胎卵黄囊产生，孕11周以后的甲胎蛋白主要由胎儿的肝脏合成。随着胎儿肝脏不断成熟，甲胎蛋白值逐渐下降，不同孕周母血中甲胎蛋白浓度不同，母血中甲胎蛋白于怀孕16周开始上升，在怀孕32～34周时达最高峰，之后逐渐下降。母血、羊水及胎儿脐血中甲胎蛋白的浓度不同，其中脐血中甲胎蛋白的浓度最高，羊水中次之，母血中最低。孕妇血清甲胎蛋白浓度升高的原因包括：

- 胎儿开放性神经管畸形，如无脑儿或脊柱裂等。
- 多胎妊娠。
- 流产或死胎。
- 其他畸形，如四肢畸形或下消化道畸形。
- 正常分娩，约有3%的正常妊娠孕妇母血甲胎蛋白的浓度高于正常范围。

什么情况需进行胎儿镜检查

胎儿镜检查是通过一个很细的针头刺入羊膜腔，其后连接光源和管形窥镜，可以对胎儿进行直接窥视。但相对而言，它的损伤也较一般检查大一些，如容易导致胎儿损伤、流产、早产、胎膜早破及胎死宫内等。那么，什么情况需要做胎儿镜检查呢？

- 家族中有伴性遗传病患者需确定胎儿性别。
- 怀疑胎儿有体表畸形，如唇裂、并指、多指、闭合性脑脊膜膨出及生殖器畸形等。
- 怀疑胎儿有皮肤病及白化病等。除胎儿镜检查以外，还可取小块皮肤进行活检。

超声波检查

所谓超声波，是比人耳能听到的声波振频高16000赫兹以上的音波。超声波检查目前已广泛用于临床。

用于妊娠期诊断的B型超声仪，简称B超，只要把探头置于孕妇下腹部慢慢滑动，超声波通过腹壁，到达胎体后反射回来，在荧屏上形成影像，可以在荧屏上看到妊娠子宫和胎儿影像。怀孕5~6周时，即可看到胎囊，6~7周时就可看到胎儿心脏搏动，怀孕9周可见胎儿雏形，12周时胎儿形成体即清晰可见了，这时你会兴奋地说："这就是我的孩子啊！"

B超不仅可以及早确诊妊娠，动态观察胎儿的成长情况，还可以发现异常妊娠，如宫外孕、葡萄胎、胎儿停育、流产、多胎妊娠、某些先天畸形和胎盘、脐带异常等情况。B超检查对孕妇无痛苦，对胎儿无损害，简单易行，可以动态、连续监测，能及时提供有关妊娠的情况，是重要的围产期监护技术。

妊娠期间，孕妇将做2~3次超声波检查，但是很多孕妇都不会看B超检查结果。报告单上的各种数字说明什么问题，什么情况下正常，而什么情况下又不正常呢？这里提供一些参考指标：

（1）胎囊

胎囊是在怀孕早期的监测内容。怀孕1个半月时胎囊直径约2厘米，2个半月时约5厘米为正常。胎囊位置在子宫的宫底、前壁、后壁、上部、中部都属正常；形态呈圆形或椭圆形、清晰为正常；如胎囊为不规则形状、模糊且位置在下部，孕妇同时有腹痛或阴道流血时，可能是流产征兆。

（2）胎头

轮廓完整为正常，缺损、变形为异常。脑中线无移位和无脑积水为正常。BPD代表胎头双顶径，怀孕到足月时应达到9.3厘米或以上。按一般规律，在孕5个月以后，基本与怀孕月份相符，也就是说，妊娠28周（7个月）时BPD约为7.0厘米，孕32周（8个月）时约为8.0厘米，依此类推。孕8个月以后，平均每周增长约0.2厘米为正常。

（3）胎心

心跳强而有力为正常，无心跳、心跳力弱为异常。胎心的频率正常为每分钟120~160次。

（4）胎动

有胎动且胎动强为正常，无胎动或胎动弱表示胎儿可能在睡眠中，也可能为异常情况，需严密观察，还要结合其他项目综合分析。

（5）胎盘

胎盘位置是指胎盘在子宫壁的位置，正常应在子宫的前、后、左、右、子宫底部。胎盘的正常厚度应为2.5厘米~5.0厘米；钙化一项报告单上分为Ⅲ级，Ⅰ级为胎盘成熟的早期阶段，回声均匀，在怀孕30~32周可见到此种变化；Ⅱ级表示胎盘接近成熟；Ⅲ级提示胎盘已经成熟。越接近足月，胎盘越成熟，回声越不均匀。

（6）股骨长度

股骨长度指胎儿大腿骨的长度，它的正常值与相应的怀孕月份的BPD值差2厘米~3厘米。

（7）羊水

羊水深度在3厘米~7厘米为正常，超过7厘米提示为羊水增多，少于3厘米提示羊水过少。羊水过多或过少都是异常的，需结合临床具体情况进行分析。

（8）脊柱

胎儿脊柱连续为正常，缺损为异常，提示可能脊柱有畸形。

（9）脐带

正常情况下，脐带应漂浮在羊水中，如在胎儿颈部见到脐带影像，可能为脐带绕颈。

这里要说的一点是，孕早期（特别孕8周前）是胎儿各器官形成的关键时期，也是容易导致胎儿畸形的重要阶段，通常是不需要B超检查的，除非出现下列情况：

■ 阴道流血及腹痛者，需做B超排除异常妊娠，如宫外孕、葡萄胎、流产。

■ 孕前或早孕做B超是针对妇科有肿瘤或疑似宫外孕等情况，需要B超检查协助诊断，为今后的治疗提供依据。

　　■ 停经时间不清，根据症状、体征很难正确估计孕周者，一般放在孕13周检查比较合适。

　　孕中期以后需定时进行B超检查。孕中、晚期胎儿各器官已经形成，B超检查还是相对安全的。从孕20周起就应定期进行B超检查。

　　■ 孕20周左右：进行B超检查可观察胎头、脊椎、心脏、肺、肠胃、双肾、膀胱、外生殖器、四肢，此时，胎儿四肢舒展，是四肢等较大部位畸形检查的最佳时期。

　　■ 孕24～32周：进行B超检查重点观察胎儿鼻唇部、心脏，可发现鼻唇部、心脏的畸形情况。

　　■ 足月妊娠（孕37～41周）：进行B超检查胎位、脐带、羊水、胎盘分期、估计胎儿大小，通过脐血流了解胎儿安危。

　　总之，B超检查是一种无创伤、安全、快速、应用极广泛的监测方法。每位孕妇都会遇到看不懂B超检查报告单的问题，看完以上介绍如果仍感到困惑的话，可向保健医生进一步咨询。

围产期保健

围产期保健是指从妊娠至产后28天期间的母婴保健。女性各器官系统为适应胎儿生长发育以及产后哺乳，需要发生一系列相应的变化，若变化超过生理范围或患病不能适应妊娠、分娩及哺乳的需要，则母婴都可能出现危险情况。围产期保健是通过定期产前检查，查找出高危因素，加强对母婴监护，及时发现并治疗妊娠合并症、并发症（如心肝肾等内外科疾病、妊高征等）及胎位异常，并根据孕妇及胎儿的具体情况，确定分娩方式。产前检查应从确诊妊娠开始，确定产前检查和分娩的医院，要建立病历及保健卡。一般来说，怀孕28周以前，每3～4周检查一次；怀孕28周以后，每2周检查一次；怀孕36周以后，每周检查一次。高危妊娠孕妇应根据病情，酌情增加产前检查次数，必要时应住院观察和治疗。

宫高的测量方法

妊娠子宫的增大有一定规律性。表现为宫底升高，腹围增加。因此，从宫高的增长情况也可以推断妊娠期限和胎儿发育情况。按孕月来说，第1个月末，子宫比孕前略增大一些，像个鸭蛋；第2个月末，如拳头大；第3个月末，子宫底约在耻骨联合上缘2~3横指；第4个月末，宫底达脐和耻骨联合上缘之间；第5个月末，在脐下2横指；第6个月末，平脐；第7个月末，在脐上3横指；第8个月末，在脐和剑突之间；第9个月末，宫底最高，在剑突下2横指；第10个月时，胎头下降入骨盆，宫底下降回复到8个月末水平。

测量宫高的方法：让孕妇排尿后，平卧于床上，用软尺测量耻骨联合上缘中点至宫底的距离。一般从怀孕20周开始，每4周测量1次；怀孕28~35周每2周测量一次；怀孕36周后每周测量一次。测量结果画在妊娠图上，以观察胎儿发育与孕周是否相符。

临产前检查

随着妊娠月份的增加，孕妇的行动越来越不方便，可是产前检查的次数却越来越频繁了，这是为什么呢？由于每次检查不过是测体重、量血压，有些孕妇会想：我检查了这么多次都没有问题，是否可以"偷懒"不去做检查呢？答案是否定的。

随着妊娠月份的增加，孕妇不但要担负自己身体代谢增加、迅速变化的各种需要，还要担负保证胎儿正常发育的需要，而此时由于胎儿的迅速生长，孕妇身体的负担是平时的数倍，极易超出身体的耐受能力，出现一些"想不到"的问题。而产前检查是随时发现问题、及时应对问题以免出现不测的关键，所以变得越来越必要，一般如果出现异常情况，医生还会增加检查的次数，以确保母子平安。

产前检查一般是越近临产，检查的次数越多。这主要是为了随时了解孕妇的身体状况，以及通过测量胎动、听胎心了解胎儿的生长发育情况，以便更及时有效地预防早产、妊娠高血压综合征及胎位异常等问题。同时，也可对孕妇如何进行自我检测、及时处理产前问题等进行指导。此时的检查还有助于医生根据孕妇的胎位、身体状况设定分娩方式（自然分娩还是剖宫产），以及决定孕妇是否需要提前住院待产。

临产前检查包括哪些内容

孕晚期和临产前检查的重点与早、中期妊娠检查有所不同，主要是了解胎位正不正，血压高不高，有无水肿、尿蛋白情况等；了解骨盆的大小及估计胎儿大小以决定分娩的方式；测量孕妇体重，如果体重增长太快或太多，说明孕妇体内有水分存积，要进一步检查是否是隐性水肿，这是妊娠期高血压疾病的潜在症状。而如果体重增加太慢或太少，可能是胎儿生长迟缓，或有可能是其他疾病的征兆。

通过检查，医生可采取相应措施，所以这类检查也是非常重要的。

临产前为什么要测量骨盆

胎儿从母体娩出，必须经过骨盆，即所谓的"骨产道"，孕妇分娩顺利与否和骨盆的大小、形态密切相关。骨盆的大小与形态因人而异，不同的身体状况、营养状况、遗传因素及种族等造成个体间骨盆的大小与形态各有差异。骨盆的大小是由组成骨盆的各骨之间的距离（骨盆径线）来显示的，如骨盆各径线测量值正常时，骨盆形态多属正常，胎儿多数能够顺利分娩；反之，如果骨盆过于狭窄、太小不对称、有畸形等，即使测量数值正常，也会影响胎儿的通过，造成难产。

为了了解骨盆的大小、形态和估计胎儿大小和骨盆之间的比例，产前检查必须给孕妇做骨盆测量。一般在孕28～34周（预产期前一两个月）之间进行最为适宜，因孕早期会阴、阴道不够松弛，会影响检查的效果；若太晚测量，容易导致产道感染或引起胎膜早破。

孕妇必须学会数胎动

胎动（FM）减少是胎儿高度危险或临近死亡的信号，所以数胎动是监护胎儿安危的重要方法。孕16～20周，大多数孕妇可感到胎动，夜间尤为明显，孕28～34周为胎动最频繁的时期，接近足月时略微减少。胎动一般每小时3～5次，12小时内胎动为30～40次。正常情况下，一昼夜胎动强弱及次数有一定的变化规律。一天之内，早晨的胎动次数较少，下午6点以后次数增多，晚上8～12点胎动最为活跃。这说明胎儿有自己的睡眠习惯，称为胎儿生物钟。胎动的强度和次数，个体间的差异很大，有的12小时多达100次以上，有的只有30～40次。巨大的声响、强光的刺激、触压孕妇腹部均可使胎动增加。根据妊娠月份、羊水多少、孕妇姿势等不同，胎动往往有所改变，这些变化都属正常范围。如果孕妇合并妊高征、慢性高血压、糖尿病、心脏病、过期妊娠、脐带或胎盘异常等情况，则会导致胎儿严重缺氧，最初表现是胎动增加，继而减少，以致消失，之后胎儿就会死亡。

每个胎儿都有自己的胎动规律，孕妈咪一定要把握这个规律。胎动变化能反映胎儿在子宫内的安危状况，胎动突然增多或突然减少，都可能是在向你发出警告：宝宝在宫内缺氧了。

孕28周后，孕妇应每天数3次胎动（早、中、晚各1次），每次数1小时。取左侧卧式，双手置腹部，感觉胎动并计数。每日将早、中、晚记录的3次胎动数相加乘以4即为12小时胎动总数。如果胎动数≤2次/小时，12小时胎动数＜20次，应重新测定。如果每12小时胎动数＜10次，则提示胎儿宫内缺氧，需要立即去医院进行救治。

胎动减少或不动，以及胎动频繁均属于不正常的情况，必须即刻看医生：

（1）胎动减少或消失

多数情况下，胎儿在发生危险的前几天到一周内，往往先有胎动减少，然后胎动消失，从胎动完全停止到胎心消失的时间一般不会超过48小时，多数在24小时左右。胎动减少或消失是胎儿宫内严重窒息，即将死亡的信号。

（2）胎动过繁

胎动频繁，无间隙地躁动，常代表胎儿早期缺氧，是胎儿因缺氧而挣扎的信号。如不能及时改善缺氧情况，则胎动强度会逐渐减弱，次数逐渐减少甚至停滞，说明胎儿生命垂危，故对不缓解的频繁胎动应及时去医院检查。胎动有时还会反映早期胎儿宫内窒息的情况。如果脐带受压不解除，随着胎动的减少、消失，胎儿就会死亡，对此种胎动也应注意。此种胎动异常有时可通过体位而好转，例如改为左侧卧位、右侧卧位或膝胸卧位等。

胎动有多种形式，主要包括以下4种：

（1）全身性运动

整个躯干的运动，例如翻身。这种运动力量比较强，而且每一个动作持续的时间比较长，一般为3～30秒。

（2）下肢运动

也就是我们常常感觉到宝宝的踢腿运动。这种动作很快，力量比较弱，每次胎动持续时间一般在1～3秒内。

（3）肢体运动

伸伸胳膊、扭一下身子等，每次动作持续时间一般为1～15秒。

（4）胸壁运动

比较短而弱，一般孕妈咪不大容易感觉到。

怀孕期用药须知

怀孕不同时期用药对胎儿的影响

怀孕1～3周

怀孕周数以最后一次月经的第一天算起。由于排卵日多在最后一次月经（从第一天算起）的2周后，所以实际受孕周数在计算出的怀孕周数的前2周，如从最后一次月经的第一天算起，怀孕3周时实际的受孕周数为1周。受精后2周内服用可引起畸形的药物对受精卵可能完全没有影响，因为此时的受精卵有非常特异的修复能力，也可能影响危害较大导致流产，因此如果服用禁用药物出现流产，建议顺其自然，即不要保胎。

怀孕4～7周

胎儿各器官的形成在怀孕4～15周内完成，这个时期是药物最容易引起胎儿畸形的时期。其中怀孕4～7周是胎儿各重要器官形成和分化的重要时期，是药物等致畸的绝对危险期。所以，从最后一次月经第一天算起，过了28天之后，准备怀孕的女性用药要特别谨慎。

怀孕8～15周

各器官在怀孕7周以前大致上都已经形成了，在其后到怀孕第15周末完成各个器官的发育。在这一时期的致畸作用没有怀孕4～7周时大，但胎儿发育的情况各有不同，考虑到怀孕8周后仍有重要器官发育或尚在形成，所以在这一时期用药仍要慎重。此期是上腭及生殖器官的发育完善时期，用药很容易引起上腭裂及生殖器官畸形。

○ 怀孕16～40周

怀孕16周以后，胎儿各器官大多都发育完全，药物一般不会引起畸形，但这一时期是胎儿各个器官功能进一步完善的时期，若服用能引起胎儿畸形的药物仍可能会引起某些器官的功能异常。所以整个孕期用药都要慎重。

孕期用药应遵循的原则

孕妇用药应当谨慎，并不等于有病也不能用药，如果孕妇有严重的合并症时，要权衡利弊，合理用药，不能顾此失彼，因小失大。如何掌握这个原则呢？孕妇用药的原则是：妊娠期少用药或不用药；任何药物的服用均应在医生指导下进行；妊娠期间有合并症或并发症必须使用某种药物，而该药物又对胎儿有害时，则应终止妊娠；禁忌滥用药物或听信"偏方"及"秘方"。

哪些药物对胎儿有不良影响

众所周知，任何药物有其治疗的一面，又有其不良影响的一面，所以孕妇选择用药必须考虑到药物对胎儿的不良影响。药物对胚胎和胎儿的影响取决于以下四种情况：

■ 药物的性质，即药物本身有无致畸作用和程度大小。

■ 胎盘的屏障作用与胎儿对药物的"亲和能力"。

■ 药物的作用时间，如果用药在胎儿各器官发育时期，即怀孕早期，则致畸作用明显。

■ 药物的剂量和持续时间决定能否产生危害及危害程度。

根据报道，婴儿中2%的重要器官畸形和次要器官畸形与妊娠3～8周期间服用有害药物有关。经过研究和临床观察，目前认为药物对胚胎和胎儿的影响，大致可分为肯定有害、可能有害及尚不清楚三类。哪些药能用，哪些药不能用，最好向医生咨询。

孕期不宜服用的中药大致可分三类：

■ 绝对禁止服用的药物：巴豆、牵牛子、斑蝥、铅粉、大戟、麝香、土牛膝、商陆、蜈蚣等。

■ 尽可能避免服用的药物：附子、乌头、生大黄、芒硝、甘遂、芫花、三棱、生南星、凌霄花、刘寄奴、马鞭草、皂角刺、生五灵脂、穿山甲、射干、雄黄、硼砂等。

■ 避免单独服用的药物：当归尾、红花、桃仁、蒲黄、郁金、枳实、槟榔、厚朴、川椒、苦葶苈子、牛黄、木通、滑石等。

从药物性能来看，凡属重镇、滑利、攻破、峻泻、辛香、走窜、大毒、大热的药物都在孕妇禁忌范围内。

口服避孕药避孕的效果相当可靠，如果能按要求正确服药，避孕失败率仅为1%。口服避孕药期间怀孕的原因往往不在药物本身，而绝大多数是由于服药方法不正确或未按规定时间服药所致。最近研究证明，口服避孕药会使女性血液中的淋巴细胞染色体出现断裂或异位，是否致畸尚未最后确定。在提倡优生的前提下，为了下一代健康，服用避孕药期间怀孕或在不知已经妊娠的情况下而继续服药的孕妇最好做人工流产。以口服避孕药避孕者为例，如长期服用避孕药以停服药物半年后再妊娠为宜，此期间可暂用避孕套避孕。但目前常用的短效避孕药物，如妈富隆、忧思明等，在停用药物来月经后即可妊娠。

使用避孕药膜过程中怀孕，对胎儿有影响吗

外用避孕药膜是一种具有很强作用的杀精子剂（主要为烷基苯氧聚乙氧乙醇）作为主药配成的半透明薄膜。这种药物放入阴道后被阴道分泌物溶解成药液，精子一遇到药液就会立即失去活动力，从而达到避孕目的。一般来说，只要使用得当，避孕效果可达96%以上。这种薄膜在阴道内两天即可排净，人体吸收很少，对人体无毒，不干扰内分泌，不影响男女生理健康，也不妨碍性交快感。避孕失败主要与外用药膜使用不当有关，如药膜未放入阴道深处导致溶解不全，或是放入药膜后未等待10分钟以上，在药膜未完全溶化时性交。考虑到外用避孕药膜对受精卵生长发育可能产生影响，凡是使用外用避孕药膜过程中怀孕者，均应尽早施行人工流产终止妊娠。

带环怀孕对胎儿有影响吗

目前，我国约有5000万名已婚女性采用宫内节育器（宫内环）避孕，其中90%为不锈钢单环，其次是用不锈钢或塑料制成的麻花环、混合环、节育花、T形及V形带铜节育器等。大量的实践证明，宫内节育器是一种比较安全、有效、方便及经济的避孕工具，而且在取出节育器后不影响生育，因而受到广大女性的欢迎。

然而，有极少数女性可出现带环怀孕的情况。对于不准备怀孕的女性，可在取环的同时进行人工流产。但对于希望怀孕的女性来讲，带环妊娠怎么办？带环怀孕会不会导致胎儿畸形？

有资料显示，至少50%的带环妊娠将发生流产、早产、死胎或死产。在中期引产或死胎排出时，有见到金属环套在胎儿颈部或胎儿肢体的报告。因此，凡带环妊娠者，应及早进行人工流产，同时取出宫内节育器。

第三章
妊娠期症状
与并发疾病

　　妊娠期孕妈咪需要注意的事情很多，尤其是一些会危及

孕妇和胎儿的疾病。因此，应按时进行孕期检查，尽早发现

妊娠期并发疾病，以确保孕妇和胎儿顺利度过孕期。

妊娠期常见症状

尿频

大多数女性在怀孕初期或末期会感到排尿次数增多。怀孕初期发生尿频的原因之一是体内水分增加，肾脏运作加快，使更多的水分排出体外；另一个原因是怀孕后子宫日渐增大，压迫到邻近的膀胱引起尿频。到怀孕4个月左右，子宫上升到腹腔后，对膀胱的压迫减轻或消失，尿频症状因而消失或缓解。到妊娠第9个月，胎儿又下降了，胎先露入骨盆，再度压迫膀胱，孕妇又感到尿频。每个孕妇的尿频感觉是不一样的。

排尿时向前倾有助于促使膀胱完全排空尿液，并有助于减少排尿的次数。如果夜间频频排尿，则应在下午4时以后减少饮水量，但并不是完全不饮水，因为孕妇水分摄取太少容易引起尿路感染，只是要调整好下午的饮水量。孕期如果尿频加重同时有尿痛出现，则要注意有无尿路感染，必要时留晨尿做尿液化验。

唾液过多

早孕反应有一个明显的征象就是唾液过多，当然不是每个孕妇都如此。唾液多是妊娠早期的常见症状，这种症状常在妊娠期几个月后消失。妊娠反应较重的孕妇，这种唾液过多现象则更常出现，而且会加重妊娠呕吐。除了常用薄荷牙膏刷牙、用水漱口或咀嚼口香糖以助唾液稍稍减少外，目前还没有有效地减少唾液分泌的方法。

胃灼热、胃部不适和消化不良

在怀孕初期，受胎盘所分泌的激素影响，孕妇体内许多肌肉松弛。由于胃肠道肌肉松弛，食物在消化道内移动的速度缓慢，使孕妇感到胃部胀满不适。这种情况下孕妇可能感到不适，却有助于营养物质的吸收，使胎儿获得更多营养。由于分隔食道与胃之间的括约肌松弛，有可能使食物和粗糙的消化液又从胃里逆回到食管内，胃酸因此刺激到敏感的食道壁，导致靠近心脏部位有灼热感，但与心脏无关。在整个妊娠期内，完全没有消化道症状是不可能的。以下一些方法可以缓解上述不适：

- 避免体重增加太多，不要过量食用高脂肪、高热量、煎炸油腻食品。
- 以少食多餐代替早、中、晚三餐。
- 吃东西要细嚼慢咽。
- 避免食用引起胃部不适的食物，如刺激性食物。
- 精神放松，不要过分疑虑。
- 睡觉时将头部抬高15厘米。

如上述方法无效，可请教医生。

晕眩和昏倒

在妊娠初期，容易出现晕眩，姿势变化过快甚至会导致昏倒，这些现象主要与血液循环应激反应及调整不足有关。如由卧式突然坐起，或突然站起，头部血液循环供应不足，就会头晕。到妊娠中期以后，由于膨胀的子宫对孕妇血管的压迫，当孕妇突然从卧位站立时，由于猛然血压降低，脑部血液供应减少，孕妇更会出现晕眩甚至昏倒，这种现象称为体位性低血压。只要慢慢起身，这种由体位性低血压所致的晕眩或昏倒即不会发生。

另外，当血糖低时（这是孕早期、孕中期的生理现象）孕妇也会感到晕眩。一般情况下，这种晕眩和昏倒与长时间没有吃东西有关。可以少食多餐，随身携带一些零食，以便在需要时迅速提高血糖。

置身温度较高的工作环境，尤其是穿衣过多时也易发生晕眩和昏倒。处理的最好办法是走出闷热环境或到距窗口近的地方呼吸新鲜空气。脱掉外套，把衣扣松开也可缓解晕眩或昏倒。如果觉得头部轻飘飘的，或觉得自己快昏倒了，应立即扶住物体，并缓慢蹲或坐下，以增加脑部供血。可能的话，平躺下来，把脚抬高，或坐下把头垂在两腿之间，一直到晕眩消失为止。要是真的昏倒了，只要及时护理并注意休息，这种情况一般对胎儿无害。如果以往就有晕眩和昏倒的经历，或晕眩和昏倒频繁出现，要与医生联系，检查原因，如是否患有严重贫血等。

乳房的变化

怀孕后，由于胎盘激素的影响以及为哺乳做准备，孕妇的乳房常常会增大，乳晕的颜色会变深并有所扩大，在乳晕上有小的隆起物，这是由于皮脂（汗）腺在怀孕期间会变得更明显。皮肤白皙的孕妇，乳房上还可见到蓝色纵横交错的血管。这代表母亲对婴儿的营养和液体输送系统已经建立。

在整个妊娠期，虽然乳房一直在增大，有的甚至会增至未怀孕前的3倍，但怀孕3~4个月以后，胀痛感会减轻或消失。乳房在妊娠期间突然缩小，尤其在其他妊娠症状也同时消失时，应及时与医生联络。有些孕妇的乳房在妊娠期间一直不见增大，直到分娩后开始分泌乳汁时才发生变化。

孕妇乳头、乳晕及乳房的变化，大多数在停止哺乳后会自行消失并恢复到怀孕前的形状。至于乳房在分娩后是否下垂，很大程度上取决于孕妇本人是否注意保养。乳房组织的伸展与下垂，主要由乳房在妊娠期间缺乏支撑所致，极少数情况下与遗传有关。因此，不论乳房现在如何坚挺，为防患于未然，必须每天穿戴合适的胸罩，为乳房提供良好的支撑。如果乳房过大，并且有下垂的倾向，那么最好连夜间都穿戴胸罩。

妊娠纹

在怀孕期间约90%的孕妇会在腹部甚至臀部及胸部皮肤产生粉红或淡红色类似锯齿状条纹，我们叫作妊娠纹。妊娠纹是怎么产生的呢？妊娠纹是由皮肤拉伸造成的，通常都是由于体重快速增加所致，也与遗传体质有关。一些皮肤弹性好的孕妇，甚至在怀孕数次后仍无任何妊娠纹痕迹。孕妇如果想避免妊娠纹，应尽量保持体重持续稳定增长。通过饮食调节来滋养皮肤，增加皮肤弹性，可能会对减少或避免妊娠纹出现有所帮助。各种营养霜对消除妊娠纹的效果是十分有限的。

怀孕期间如果出现了妊娠纹，也不必介意，生产过后，这些妊娠纹会变成银白色的条纹，不仔细看都看不见。与其将它看做一种"破相"，不如把它视作身为人母的勋章。

牙龈出血

牙龈是包绕牙齿基底部的粉红色牙肉。孕妇由于受胎盘激素的影响，使牙龈组织中的毛细血管扩张、弯曲、弹性减弱、血流淤滞及血管渗透性增加，造成牙龈肿胀、脆软，牙齿之间的龈乳头则更为明显，可呈紫红色的瘤状突起，刷牙时，即使动作很轻，也容易引起出血。当孕妇局部患有炎症或缺乏维生素C时，则症状更明显，分娩后多可自愈。

上述变化虽与妊娠有直接关系，但多发生于口腔卫生不良者。为防止牙龈出血及减轻症状，孕妇应注意口腔卫生，做到保持口腔清洁，餐后用软牙刷顺牙缝刷牙，清除食物残渣，避免伤及牙龈。选用质软易消化的食品，减轻牙龈负担。多吃新鲜的水果及蔬菜或补充维生素C，以减轻毛细血管的渗透性。

白带增多

在正常情况下，成年女性都有少量白带。女性怀孕后，体内雌激素随妊娠进展而增多，使子宫颈腺体分泌增多，因而白带增多。如果是乳白色或浅黄色无味白带，则属生理上的正常现象，大可不必担心或忧虑。应采取以下措施保持会阴清洁：

■ 保持外阴清洁，每天用温开水清洁外阴。

■ 为防止交叉感染，必须准备专用的水盆及浴巾清洁外阴。

■ 勤换内衣及内裤，洗净的衣裤应放在太阳底下暴晒。

■ 大便后，要从前向后擦拭，避免将肛门周围的残留大便或脏物带入阴道内。

如果白带增多的同时，伴有颜色和性状的改变，甚至出现臭味或外阴瘙痒时，则应立即去医院检查和治疗。

便秘

怀孕以后，受胎盘分泌激素（主要是黄体酮）的影响，致使肠道肌肉松弛，肠蠕动减慢，使孕妇排出的大便干燥，排便次数也较平时减少。如果同时受子宫及胎先露的压迫，则会感到排便更加困难。因此应做到以下几点：

■ 养成定时大便的好习惯，不管有没有便意，在晨起、早餐后或晚睡前按时去厕所，久而久之就会养成按时大便的习惯。

■ 要注意调理好膳食，主食增加粗粮，少食用精面粉，多吃一些富含纤维素的绿叶蔬菜和水果。

■ 坚持适度运动，促进肠管蠕动增强，缩短食物通过胃肠的时间，并能增加排便量。

■ 可在每天早晨空腹饮用一杯温开水或凉开水，这也是刺激肠管蠕动的好方法，有助于排便。

■ 香蕉可以润肠软便，蜂蜜也有润肠通便的作用，可调水冲服。

便秘严重时，如果几天都未解大便，可向医生求助，不可擅自使用泻药，以免引起流产。

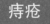**痔疮**

孕期引发痔疮的现象很常见，是由于增大的子宫压迫腹部，腹压增高，引起直肠静脉回流受阻及压力增高，导致痔静脉曲张而产生的孕期常见病。痔疮的早期症状是大便外表有血迹或大便后肛门

滴血，严重者可出现大出血，以致孕妇发生贫血。痔疮可分为内痔、外痔、混合痔三种。内痔一般有坠胀感，有的大便时可脱出肛门外，便后可自行回复。不能回复者，可能引起嵌顿水肿，有疼痛感。外痔有发胀及瘙痒感，在发炎或形成血栓性外痔时，疼痛剧烈，行走困难，会感到坐立不安。经常反复出血者可导致贫血。

在预防和治疗痔疮时应注意以下几点：

■ 要保持大便通畅，预防便秘。

■ 妊娠期间，应以食疗为主，多吃粗粮，多吃含粗纤维的蔬菜水果，如菠菜、芹菜、韭菜、香蕉等，还可以经常食用一些润肠通便的食物，如蜂蜜等。少吃辛辣食物。

■ 上厕所时应采取蹲坑式，排便时间不宜过长。手纸宜柔软洁净，内痔脱出时应及时慢慢托回。促进肛门局部的血液循环，帮助静脉回流，可用1%苏打水溶液坐浴。内裤要经常换洗，保持清洁。痔疮多数可在分娩以后减轻或消失。

■ 如果排便时痔疮脱出，应及时进行处理：洗净肛门，躺在床上，垫高臀部，在柔软的卫生纸或纱布上放些食用油，手拿油纸，将痔疮轻轻推进肛门深处，然后塞进一颗肛门栓。不要马上起床活动，做提肛运动5～10分钟。另外，可用1%~2%的苏打水溶液坐浴，每晚1次，保持外阴部位清洁。

下肢水肿　　孕晚期往往会出现下肢水肿，这是由于受胎盘分泌的激素（主要为黄体酮）影响，妊娠期孕妇体内积留了额外的水分而造成的。常常在下午出现下肢轻度水肿，经休息后消退，一般不会引起不舒服。有时早晨会感到手指不灵活、肿胀，这些均属正常现象。若水肿明显，经休息后下肢水肿亦不消退，则有可能是患妊娠高血压综合征及其他妊娠并发症，应看医生。

此外，睡眠时取侧卧位，下肢稍垫高，做缓慢的脚部运动，把两手举过头顶，屈曲并伸直每个手指，均有助于减轻下肢水肿。

缺钙与腿抽筋

有关缺钙与小腿抽筋是否有直接关系尚无定论，但一致的观点认为，妊娠期为满足胎儿发育需要及适应妊娠期血液稀释，多数孕妇处于钙缺乏和贫血状态，因此孕妇需要补充钙和铁。

钙是组成骨骼的重要元素。身体缺钙，轻则感到腰酸腿痛，牙齿松动；严重缺钙则可导致骨质软化症，骨盆下部逐渐缩小，腰弯背驼，手足抽搐及难产。孕妇缺钙可造成胎儿在宫内钙贮存减少及新生儿在生后很快出现钙缺乏症，后者表现为容易惊醒及哭闹等，严重者出现惊厥。

孕妇补钙途径包括经食物补钙及口服钙制剂，孕期应多食含钙丰富的食品（见相关章节）。腿抽筋发作时，可进行局部按摩，或使足用力背屈，以缓解症状。最近有研究表明，口服镁可减少下肢抽筋，但此结论尚处于研究阶段。一般认为，妊娠期小腿抽筋对孕妇身体无害。

静脉曲张

妊娠后盆腔血液回流到下腔静脉的血流量增加，增大的子宫压迫下腔静脉使其回流受阻，致使下肢静脉压升高。妊娠12周至分娩，孕妇平卧位下肢静脉压较非孕期增加10厘米～12厘米水柱，侧卧位时由子宫所致的压迫解除，静脉压下降。由于外阴、下肢及直肠下静脉压力增高，有些孕妇出现下肢及外阴静脉曲张及痔疮显著。

静脉曲张早期表现为下肢或浅层的皮下静脉血管呈现为蜘蛛网样，进一步发展时，它们在皮下变成突出于皮肤，直的、弯曲的、打结的、柔软的蓝色条索样静脉血管。轻度静脉曲张不会引起任何症状，也无任何不适。当静脉曲张加重时，孕妇会出现下肢沉重感及疲劳感。预防静脉曲张可采取以下措施：

■ 尽量避免长时间站立，休息时抬高下肢，以利静脉回流。

■ 穿长筒弹力袜，给曲张的静脉一个外在压力，可促使静脉回流。

■ 站立时最好经常踮起脚，用脚尖着地，以促进血液流动。

一般而言，分娩后下肢及外阴静脉曲张均可减轻或消失，不需要进一步治疗。

关节松弛

在妊娠过程中，受胎盘激素影响，孕妇全身关节均可能发生程度不等的松弛，其中骨盆关节松弛最为明显，也最为重要。影像学检查发现，孕妇的耻骨联合在妊娠上半期就开始松弛，在妊娠最后3个月最为明显，一般在产后3~5个月可完全恢复。在妊娠足月时，由于骶髂关节向上滑动，使骨盆各关节活动性增大，其中在膀胱截石位（分娩时所采取的位置）时骨盆各关节间的移动性最大，可使骨盆出口直径增加1.5厘米~2厘米。在临床上，许多孕妇在怀孕30周时测骨盆为漏斗骨盆，在怀孕足月时复查即为正常骨盆。

另外，骨盆关节过度松弛同样会给孕妇带来不便。在临床上有一种称为"耻骨联合分离症"的妊娠期并发症，患者表现为妊娠晚期或分娩后出现耻骨联合部位疼痛，严重者可致孕产妇行走困难，X射线检查可确诊此病。此病症多在产后半年内痊愈。

阴道出血

精子和卵子结合成受精卵，在黄体酮的作用下，卵巢卵细胞的发育受到抑制，排卵受到抑制，子宫内膜发育成蜕膜，月经周期停止。因此，怀孕后不应有阴道流血，一旦出现阴道出血症状，应及时进行检查。

孕期阴道流血的主要原因是先兆流产、宫颈息肉、宫颈糜烂、宫外孕或葡萄胎等，故应引起足够的重视。宫颈糜烂、宫颈息肉引起的出血和先兆流产引起的出血在出血量、时间、颜色上不好鉴别，所以要到医院检查，予以鉴别。

宫颈癌也可能引起孕期阴道流血，但发生率很低，可通过孕早期宫颈涂片早期发现宫颈癌和癌前病变。尤其是忙碌的女性，不要疏忽这个重要而又简单的妇产科检查。

过度的性生活，吃巧克力过多，吃辣椒和桂圆等热性、刺激性食物过多也会加重出血症状。如果出现妊娠期阴道出血，孕妇应引起特别注意，尽快到医院检查，做到及时发现，及时治疗。

◎ 妊娠前半期阴道出血的可能原因

■ 先兆流产。

■ 难免流产。

■ 葡萄胎。

■ 宫外孕。

■ 在极少数情况下，在妊娠头3个月，因孕卵未充分占据宫腔，宫腔内其余的子宫内膜仍可发生充血、破裂，发生类似月经样的出血。

◎ 妊娠后半期阴道出血的可能原因

■ 前置胎盘。

■ 胎盘早期剥落。

■ 早产。

■ 子宫破裂。

■ 胎盘边缘血窦破裂出血。

○ 妊娠全期阴道出血的可能原因

■ 子宫颈糜烂。

■ 急性子宫颈炎。

■ 子宫颈息肉。

■ 子宫颈癌。

■ 阴道疾病所致的出血。

疼痛

疼痛是孕期最常出现的症状之一，疼痛的范围可遍及身体的各个部位，疼痛可能是妊娠期的生理变化，也可能是严重疾病的表现。分述如下：

（1）**头痛**

有些孕妇在怀孕期可出现头痛，通常程度较轻，这是常见的妊娠反应。但若在妊娠最后3个月突然出现头痛，要警惕可能是子痫的前兆，特别是严重水肿和高血压孕妇，尤其应引起注意，应及时看医生诊治，否则会发生生命危险。

（2）**胸痛**

孕妇胸痛多发于肋骨之间，犹如神经痛，可能与孕期缺钙或膈肌抬高有关，可适当补充钙剂或进食含钙量多的食物。

（3）**上腹部疼痛**

怀孕期由于增大子宫的压迫，少数孕妇可出现上腹部不适。对于患妊高征的孕妇，如果出现右上腹部疼痛，则提示病情严重，并应警惕肝被膜下出血，要紧急就诊。

（4）**腰背痛**

随着怀孕时间的增加，不少孕妇会感到腰背疼痛，这常与孕妇过度挺胸而致的脊柱痛有关，一般在晚上及站立过久时疼痛加剧。减少直立体位及经常变换体位和适当运动，疼痛会有所缓解。

（5）**骨盆痛**

在妊娠末期，随着子宫的增大，骨盆的关节韧带被压迫牵拉，会引起疼痛。用力及行走时疼痛加重，此类疼痛无须治疗，休息后疼痛可减轻。极少数孕妇由于耻骨联合部位的韧带被过度牵拉，患耻骨联合分离症，一般在产后半年内可自愈。

（6）**腿痛**

腿痛一般由腿部肌肉痉挛所致，主要与孕期缺钙和B族维生素缺乏有关，可口服钙剂及B族维生素等进行治疗。

（7）**臂痛**

在妊娠末期，有的孕妇会感到手臂疼痛或蚁走感，主要与孕期脊椎骨变化，压迫脊神经有关。出现臂痛症状时应避免做牵拉肩膀的动作，以减轻疼痛。

手腕疼痛怎么办

妊娠晚期，一些孕妇会感到手腕疼痛，手掌、手指麻木，有针刺感、灼痛感，疼痛可向上放射到上臂或肩部，夜间症状加重，会影响睡眠，严重者患侧无力，运动功能减弱。这是因为怀孕期间，孕妇体内有水钠潴留，引起局部组织水肿，使腕管内的空间变得狭窄，压迫正中神经引起的。以往有腕部慢性劳损、腱鞘囊肿，或妊娠晚期伴有明显浮肿的初孕妇易发此病。

治疗此症的方法：外科医生采用局部封闭治疗。孕妇在分娩后随体内多余水分的排出，组织水肿的消失，此症状会减轻，然而完全恢复仍需要一段时间，短的约2周，长的约需要半年。

如果症状严重，如患手无力，伴有手的操作功能性障碍者，则应及时去医院治疗。医生采用手腕注射药物治疗效果快速，对怀孕没有不良影响。一般再次妊娠，此症状仍有复发的可能。

孕晚期出现心慌气短

在妊娠晚期，即使是健康的孕妇有时也会出现心慌气短的现象。这是因为妊娠期母体的血容量较非孕期平均增加了1500毫升，而血浆的增加量远远超过了红细胞数量的增加，于是会出现所谓的妊娠期生理性贫血，使得血液带氧能力降低；加上增大的子宫使心脏的位置发生了变化，并处在不利的受压条件下工作，而孕期机体是通过增加心率及心搏出量来完成超额工作的，如果活动量稍多，身体对氧气的需要量增加，会进一步增加心肺的负担，便很容易出现心慌气短的现象。有这种现象的孕妇，若经心脏检查未发现明显的器质性病变，则无大碍，无须治疗。

孕晚期孕妇如出现心慌气短，要给自己安排适当的休息，最好有1~2小时的午休时间，晚上休息时间也要适当增加，同时要避免剧烈运动和长时间的工作劳累。

孕妇鼻子出血

怀孕期间，孕妇体内的雌激素水平明显高于非孕期，受雌激素的影响，鼻黏膜肿胀，血管扩张充血，血液增加及凝血机能的变化可导致鼻出血。这时，孕妇要采取坐位，将经鼻后孔流入口中的血液吐出来，不要咽下，以免刺激胃部，引起呕吐。用食指、拇指紧捏两侧鼻翼数分钟，同时用冷水袋或湿毛巾敷前额及后颈部，促使局部血管收缩，减少出血。如果经以上处理仍不能止血，应及时到医院诊治。孕妇反复多次发生鼻流血，应到医院做详细检查，排除局部及全身疾病，以便针对病因进行治疗。

皮肤瘙痒

孕妇在妊娠期间，有时会发生广泛性皮肤瘙痒，一般在分娩后可自行消退。

孕期瘙痒可能是由于妊娠期间（如雌激素或黄体酮）激素的影响，或者孕妇是过敏体质，或是遗传、环境等原因。孕期瘙痒是妊娠期较常见的病症之一。

孕妇并发瘙痒症大多在妊娠中后期，有的也可能早至妊娠3个月。瘙痒程度因人而异，轻重不等，主要在腹部、四肢发痒，也有的发生于全身，以腹部、掌指瘙痒为重，但皮肤无原发性皮疹，可因搔抓引起继发性的表皮剥落。有的孕妇在并发瘙痒症后，可发生轻微的黄疸，如眼睛结膜轻度黄疸，实为脏肝胆汁淤积所致。分娩后瘙痒症及黄疸迅速消退。

有一种孕期瘙痒需要特别注意，即妊娠期肝内胆汁淤积症，它对胎儿影响很大，可增加胎儿死亡率，并可导致早产、胎儿宫内窘迫和产后大出血等，孕妇一旦患上肝内胆汁淤积症，必须及时就医，在医生指导下进行治疗，并且要密切关注胎动情况，以免发生意外。

当孕妇发生瘙痒症时，不要用热水、肥皂水擦洗，要少吃辣椒、韭菜、大蒜等刺激性食物，尽量少抓挠，避免再刺激而加剧瘙痒感；多吃新鲜蔬菜和水果，保持心情舒畅与大便通畅。选用纯棉宽松舒适的内衣裤，避免皮肤与化纤织物发生接触，保持干爽，勤换洗。不可擅自用药，谨防发生胎儿畸形或药物性皮炎。若症状严重，可在医生指导下用药。

胎儿打嗝
要紧吗

在妊娠中后期，孕妇有时会觉得腹部发生有规则的小痉挛，这就是胎儿打嗝。胎儿打嗝在妊娠后期很常见，有的胎儿一天打嗝数次，而且天天打嗝，但也有的胎儿从来不打嗝。这种情况可持续到胎儿出生以后，而且可能表现也一样。一般认为，胎儿打嗝对胎儿无害，有的胎儿甚至打嗝20分钟以上或更长时间，孕妇对此也不要担心。同样，新生儿打嗝对其身体也无害。

孕妇体重增加的正常范围

孕妇从怀孕到分娩前的体重增加，一般以8千克~12千克为正常范围，少则8千克，多则12千克。体重增加的差异与孕前的胖瘦有关。除了极胖或极瘦的人以外，比标准体重瘦的人，孕期体重增加量稍多一些，为12千克；比标准体重胖的人，孕期体重增加量为8千克。以下是专家通过调查得出的孕妇体重增加值范围：40千克的孕妇体重增加12千克；50千克的孕妇体重增加10千克；60千克的孕妇体重增加8千克；70千克的孕妇体重增加4千克。

以上体重增加主要分布到胎儿体重（3千克~3.5千克）、羊水（500克）、胎盘（500克~600克）及孕妇体内水分潴留及脂肪储存等。

孕期的体重控制

现在控制怀孕期间的体重，避免过度肥胖，已经是所有孕妇关心及围产医学研究的重要课题。孕妇孕期体重的增加量，正常的标准是8千克~12千克。超过上述范围，就应设法控制，因为怀孕期过胖会引起妊高征、糖尿病及难产，也可引起巨大胎儿及胎儿宫内发育迟缓。在孕期贮存的大量脂肪，分娩以后也很难迅速恢复到正常范围。因此，要重视孕期的体重控制，注意膳食结构合理，避免过度营养，并加强运动，以防止肥胖。

肥胖的原因是吃得太多

引起孕妇体重增加最重要的原因是吃得太多。所谓肥胖，即体内脂肪贮存超过正常标准的状态。脂肪也可认为是多余的热卡，吸收了多余的能量（或热卡），即容易导致肥胖。

一般情况下，在怀孕12周时早孕反应即停止，孕妇食欲逐渐恢复并开始增加。除了补充因早孕反应所致的身体消耗外，孕妇常常因考虑到子宫内的胎儿而

143

多进食，导致吃得太多。加上孕妇活动较少，热量无法消耗，导致脂肪一天天堆积，到妊娠结束时，体重即增加很多。

另外，胖与不胖与摄取热卡多少有关。即使吃得多，如果含热卡量不多，一般也不会发生肥胖。能转变成为热卡的营养素有脂肪、糖和蛋白质，因此应合理选择含有这三种营养素的食物，就可以避免肥胖。

肥胖与妊高征及糖尿病

妊高征及糖尿病是最常见的妊娠并发症。最近的研究证实，肥胖与妊高征及妊娠糖尿病发生有关。对未怀孕时的肥胖度与孕后并发妊高征及糖尿病的关系进行研究，发现肥胖度越高，并发妊高征及糖尿病的机会越大。比标准体重肥胖40％的人，孕期发生妊高征的机会增加3.5倍，达43.4％；孕期发生糖尿病的机会增加14倍，达10.1％。

因此，一方面应避免肥胖或降低肥胖度；另一方面，对肥胖孕妇，应注意及时发现和治疗妊高征及糖尿病。

肥胖与胎儿发育异常

出生体重超过4千克的胎儿称巨大胎儿或巨婴。巨大胎儿出生后容易发生低血糖、红细胞增多症以及难产和由于难产引起的产伤等并发症。孕妇越肥胖，生出巨大胎儿的概率越高。孕妇肥胖度达40％时，生出巨大胎儿的概率是体重正常孕妇的3倍以上。另外，肥胖孕妇也容易生产体重低的婴儿。在分娩前我们称之为胎儿宫内发育受限，出生后称为低出生体重儿（即出生体重不足2500克）。肥胖度超过40％的孕妇，生产低出生体重儿的概率是体重正常孕妇的2倍以上。肥胖孕妇分娩低出生体重儿主要与肥胖孕妇容易并发妊高征、妊娠期糖尿病等有关。

孕妇过胖容易造成难产

孕妇过胖可造成子宫收缩力下降。肥胖体质体内脂肪过多，子宫肌肉周围也充满了脂肪，造成子宫收缩时负担增加，力量不足，不利于产程进展。如果在胎儿大的情况下，更容易发生难产。另外，由于子宫收缩力差，可导致产程延长，从而发生胎儿宫内缺氧的概率就增大，严重时常需手术（包括产钳或剖宫产）助产。

过胖的产妇，由于宫缩力弱，也容易发生产后出血。据资料显示，肥胖产妇产后出血（即产后出血量超过500毫升）率是正常产妇的1倍，达14.3%。也有资料显示，肥胖产妇容易发生胎膜早破及羊膜腔感染等情况。

孕妇体重增加不多会影响胎儿发育吗

医学专家认为，只要不是因为孕妇生病引起体重增加较少，一般情况下胎儿都可以很好发育。因此，孕妇不必担心体重增加不多会影响胎儿的发育。

研究证明，孕妇在营养相对不足时，可通过调节营养在孕妇体内的分布，优先供给胎儿营养。同样，胎儿在营养相对不足时，通过调节胎儿体内血液分布，优先供应胎儿的主要器官，如脑、肾等脏器。

另外，通过定期产前检查，即能发现胎儿发育异常。因此，只要产前检查未发现胎儿发育异常，孕妇就不要过分紧张，只有心情放松，胎儿才会在子宫内长得更好。

妊娠期常见合并症

妊娠会使女性身体内部发生一系列变化，有时还可能患上一些并发症，但不是每位孕妇都会患上这些并发症，而且这些并发症常常是可以预防或者及早发现及早治疗的，不会导致危险。孕妇应该在选定的保健医院做定期检查，并阅读本部分的内容，这样就会知道不同孕周该做什么，会发生什么情况，会有哪些危险，从而做到防患于未然。

妊娠剧吐

大约50%的孕妇在怀孕6～12周存在不同程度的恶心，有时伴有呕吐，尤其在晨间更为明显。

妊娠呕吐与呕吐中枢对体内逐渐增多的雌激素暂不适应有关，属正常的生理反应。妊娠呕吐一般不会突然消失，也无须特别治疗。民间常根据妊娠呕吐来确定是否怀孕了。随着妊娠月份的增大，孕妇的恶心和呕吐也会逐渐消失。

少数孕妇反应严重，除在清晨及饭后出现呕吐外，其他时间也发生，甚至不能进食进水，这种情况称妊娠剧吐，属病理现象，可能与胎盘分泌的绒毛膜促性腺激素等有关。孕妇精神过度紧张可加重妊娠剧吐。由于患者呕吐频繁、不能进食及体内水和电解质（盐）丧失过度，患者可能会出现脱水症状，如口渴、皮肤干燥、眼球凹陷、全身乏力及尿少等。由于进食不足，机体利用自身脂肪来供热，从而出现酮尿症。

妊娠剧吐者应住院检查补液治疗，以及时发现肝炎等疾病，并积极进行灭酮治疗，以免酮症对孕妇及胎儿造成不良影响。

要分辨流产的种类

流产俗称"小产"，指怀孕28周前终止妊娠。按流产发生的时间可分为早期流产（妊娠12周前）及晚期流产（妊娠12周后）。按流产的过程分为先兆流产、难免流产、不全流产和完全流产。另外，胚胎已经死亡两个月以上仍未自然排出者称为过期流产。自然流产连续发生3次或3次以上称为习惯性流产。流产的发生率占妊娠总数的10%~12%，即每4~6次妊娠中即有一次流产。

引起流产的原因多数是胚胎及胎儿本身存在异常，如精子和卵子不正常、受精卵发育异常、染色体异常、胎盘、脐带和胎膜异常等。其次是孕妇身体原因所致，如孕妇患隐性遗传病、孕早期病毒感染、黄体功能不足，母子双方免疫不适应或血型不合等亦可导致流产发生。晚期流产最常见原因是子宫颈机能不全导致宫颈口松弛、子宫畸形、子宫黏膜下肌瘤及性生活过度等因素所致。

流产的原因与科学的保胎原则

有流产征兆就应保胎，这似乎是理所当然的，其实盲目及无休止地保胎，常常是徒劳无益，甚至是有害的。

引起流产的原因是多方面的，其中相当一部分在临床上难以找出明显原因。产科医生检查流产物，发现有一半以上存在着胚胎发育不良，60%~70%有染色体异常，这种胚胎一来保不住，二来即使保住了也是个先天畸形儿。发育良好的胚胎是不容易流产的。由于偶然意外、腹部手术、跌撞或挤压等导致流产的只是极少数。有些流产是由于母亲有病，如由于细菌或病毒感染所致的各种急性传染病、心衰、肾病、糖尿病等；有些则是由于生殖器官疾病，如子宫畸形、子宫肌瘤、宫颈内口松弛等。在原因不明的情况下，盲目地注射黄体酮，不仅效果不佳，还会引起胎儿性器官的发育畸形。所以对流产的正确态度应该是：当出现腰酸、下坠、腹痛或阴道流血时应到医院就诊，请产科医生查明原因，然后针对具体情况，区别对待。胚胎发育正常的先兆流产应积极保胎，卧床休息，同时应用药物，如黄体酮、HCG等；胚胎发育异常，或过期流产则应及时终止妊娠。

<table>
<tr><td>正确对待流产及如何保胎</td><td>流产的早期症状就是腹痛及阴道出血。不论腹痛轻重、流血多少都应及时诊治。因为一旦流血过多，腹痛严重，子宫口已开大，恐怕胎儿就保不住了。若已经从阴道掉出东西，出血不多，腹痛渐止，那可能是胚胎已经完全排出来</td></tr>
</table>

了。即使如此，也应将排出物拿到医院检查，以确定流产是否完全。如果是不完全流产，出血不减少，还得进行清理子宫腔的手术（又称清宫术）。

对先兆流产，应绝对卧床休息，避免旅行、性交、过度劳累和睡眠不足等情况。在医生指导下选用黄体酮、维生素E及中药。这些药物有助于防止流产，起到保胎作用。但要在超声波监视下了解胚胎发育情况，切忌盲目保胎。对于习惯性流产，要查明原因，如果是胚胎先天异常，保胎不容易成功，也没有必要；如果是母体疾病所致，则要酌情治疗病因。至于难免流产和不全流产，明确诊断后，一定要清宫，以免大出血。

<table>
<tr><td>如何判断可能发生宫外孕</td><td>所谓宫外孕就是受精卵在子宫以外着床发育。约95％的宫外孕在输卵管，其次也有"安营扎寨"于子宫颈、卵巢、膀胱等处的。这些部位不像子宫那样可完全随胎儿发育发生同步变化，以适应胎儿发育的需要，而是随着胚胎的发</td></tr>
</table>

育，着床部位可能会被穿破并引起大出血，甚至危及孕妇生命。

闭经、阴道出血、下腹坠痛是宫外孕的典型症状。如果腹痛加剧，伴有恶心、呕吐、头晕、出汗及脸色苍白，这些是出血性休克的危险征兆，必须立即送医院诊治。

实际上，宫外孕破裂流产的症状往往是不典型的，常常容易和阑尾炎、急性附件炎、流产、尿路结石及肠痉挛相混淆。所以患者应把患病以来的细节告诉医生，医生也要认真仔细询问病史，以便及早明确诊断。

对于宫外孕破裂的治疗，因病情急、出血多，多半必须进行紧急手术治疗。如情况允许，又尚无子女，还要生育者，可在备血、准备手术的前提下，采取非手术治疗，即输血、输液、应用止血药和中药治疗，有时能取得良好效果。但是，必须严密监视病情发展。如果病情严重，不论是否已有子女，都应采取手术治疗。对已有子女，不存在生育问题者，应进行手术治疗。

习惯性流产、早产与宫颈机能不全

妊娠期间，子宫颈通常紧闭，并由一团黏液封闭起来，所以，在临产阵痛开始之前，即子宫颈扩张之前，胎儿都被很安全地保护在子宫内。

在子宫颈机能不全时，孕妇的子宫颈口常常在临产前的第3或第4个月开放，使羊膜很容易脱入阴道而破裂，发生胎膜早破、流产或早产。是否患子宫颈机能不全，通常在第一次流产后才能诊断出来。

如果以前有习惯性流产史或早产史是由子宫颈机能不全所致，可在怀孕以前手术矫正或在怀孕16～18周时进行子宫颈环扎术。如果在怀孕期间手术，手术后常需要在医院观察一段时间，因为手术后经常会引起子宫收缩，需要应用子宫收缩抑制剂治疗。子宫收缩消失后，患者即可出院，但仍需充分休息，在孕晚期或临产后拆除缝线。患者通常可很快临产及经阴道分娩。

黄体囊肿是肿瘤吗

成年女性在每次月经排卵以后，有较小的黄体（月经黄体）形成，月经黄体分泌孕激素。如果未受孕，黄体萎缩，孕激素分泌减少，月经来潮。如果受孕，黄体依赖胚胎滋养细胞产生的人绒毛膜促性腺激素继续生长，并分泌孕激素和雌激素以支持妊娠，直到胎盘长成，分泌足量雌激素、孕激素为止。在大多数情况下，黄体在上次月经后6～7周便开始萎缩，约在10周时失去功能，这时其维持妊娠的功能已大功告成。

然而，在大约1/10的妊娠中，黄体并没有在预期时间内功成身退，反而形成黄体囊肿。一般而言，这种囊肿属生理性的，并不会对身体构成危害。大多数黄体囊肿会自行消退，仅需通过超声波检查监测黄体囊肿大小。万一囊肿超乎寻常地增大，或发生蒂扭转或破裂时，则考虑手术治疗。需手术治疗的病例仅占黄体囊肿的1%，而在妊娠12周以后需要手术治疗的病例则更少。

妊高征对母胎的危害

妊娠高血压综合征（简称妊高征）是妊娠特有的并发症。表现为怀孕20周后出现高血压、水肿、蛋白尿三大症候群。严重时出现抽搐及昏迷，即子痫发作，对母婴都会有生命危险。

根据孕妇的症状和上述三大症候的严重程度，医学上将妊高征分为轻度子痫前期、重度先兆子痫。先兆子痫可在高血压、蛋白尿、水肿的基础上伴有头痛、眼花、胸闷、恶心、上腹不适或呕吐。子痫，即在先兆子痫的基础上伴有抽搐乃至昏迷，子痫抽搐的临床表现为眼球固定、瞳孔散大、头扭向一侧、牙关紧闭，口角、面部肌肉抽搐，继而四肢僵直，双手紧握，双臂伸直，迅速发展成强烈抽搐。如果抽搐时间长、发生频繁即可能出现昏迷，以致出现心功能衰竭、肾衰竭、脑出血、胎盘早期剥离、胎死宫内等致命性并发症。

对妊高征的处理关键在于早期发现及早期治疗，这就必须做到定期产前检查，每次都要测体重、量血压及查尿蛋白。发现水肿及血压高时，除了注意休息外，还要服用镇静药物或降压药物。门诊治疗效果不理想者，要住院治疗。如果出现头晕、头痛、眼花、恶心等说明病情已发展成先兆子痫，即抽搐的先兆，出现这些症状必须立即住院治疗，尽快控制病情发展，以免发生子痫。

前置胎盘的种类及特点

胎盘的正常位置是附着于子宫体内的前、后、侧壁。如果胎盘的部分或全部附着于子宫下段或覆盖在子宫内口处，位置低于胎儿先露部分称为前置胎盘。根据胎盘和子宫口的关系，分为三类：

- 完全性前置胎盘（又称中央性前置胎盘）：子宫口全部被胎盘所覆盖。
- 部分性前置胎盘：为子宫口部分被胎盘所覆盖。
- 边缘性前置胎盘：胎盘附着于子宫下段，胎盘边缘未达或达至子宫内口。

患有前置胎盘孕妇的主要表现为孕中、后期或孕晚期反复出现无腹痛性阴道出血，往往无先兆，突然出血，出血量多少与前置胎盘的位置有关。完全性前置胎盘出血发生早、量多，甚至会因大出血休克。而边缘性前置胎盘出血较晚，多在怀孕37周后或临产后开始出血。部分性前置胎盘者出血时间和出血量介于完全性前置胎盘和边缘性前置胎盘者之间。

由于前置胎盘出血多时可危及母婴生命，故发现出血应立即到医院就诊，绝对卧床休息，观察出血情况。有条件者做超声波检查可明确诊断，并根据前置胎盘的种类确定分娩方式及时机。

羊水过多的原因分析

正常妊娠羊水量会随孕周的增加而变化，妊娠16周量约250毫升，妊娠38周时约1000毫升，此后逐渐减少，过期妊娠时可减少到约500毫升。妊娠期羊水量超过2000毫升者，称为羊水过多。羊水过多的原因常常与胎儿畸形，如消化道畸形、无脑儿、脑脊膜膨出、多胎妊娠、胎盘血管吻合枝增多及妊娠合并症（如糖尿病、妊高征、母婴Rh血型不合）等因素有关，亦有原因不明者。一般来说，羊水量超过3000毫升时孕妇才出现症状，羊水量越多且增加越急剧，症状越明显。如果几天内子宫迅速胀大，过度膨胀，横膈上升，可引起孕妇行走不便、呼吸困难及不能平躺等情况。在多数情况下羊水缓慢增多，症状也比较缓和，压迫症状不明显，孕妇能逐渐适应。产前检查时，如果羊水过多，胎位常常摸不清，胎心音遥远或听不清。遇到羊水过多时，应及早进行B超检查，看胎儿有无畸形，如果有胎儿畸形则应及早终止妊娠。如果有其他原因，则应进行治疗。

羊水过少对胎儿的危害

怀孕足月时羊水量少于300毫升，称为羊水过少。孕妇常无自觉症状，只有医生作腹部触诊，并进行B超检查后才能诊断。引起羊水过少的原因可能有以下情况：

■ 过期妊娠。由于胎盘缺血缺氧、功能减退，引起胎儿血液重新分配。胎儿血液主要供给胎儿脑和心脏，肾血流量减少，使胎儿尿液减少，因此羊水量减少。

■ 胎膜本身病变，也可引起羊水过少。羊水过少如果发生在孕早期，胎膜和胎体发生粘连，可造成胎儿严重畸形，如肢体缺损等情况。如果羊水过少发生在孕中、晚期，子宫四周压力直接作用于胎体，易引起胎儿斜颈、曲背、手足畸形及肺发育不全等。发生在孕末期时，常导致胎儿宫内窘迫、新生儿窒息及围产儿死亡等。

■ 胎儿畸形，如先天性肾脏缺损、肾脏发育不全、输尿管或尿道狭窄等泌尿系统畸形。这些患儿由于泌尿器官畸形，致使胎儿尿少或无尿。因胎儿尿液是羊水的主要组成部分，所以羊水量也就少了。但是这种情况比较少见，孕妈咪不要一听羊水少就惊恐不安。

胎龄在37周以前，体重不足2500克，身长在45厘米以下的活产婴儿被称为早产儿。早产儿因为各个器官系统都尚未发育成熟，个子小，体重轻，即使在条件十分优越的医院进行护理，也难免发生许多并发症，如肺透明膜病（RDS）。肺透明膜病常在出生后12小时内发病，表现为呼吸困难、呻吟、青紫、肌张力低下等。该病死亡率很高，存活者常有智力及神经发育障碍。早产也容易发生新生儿颅内出血、低血糖症、硬肿症及感染等严重并发症，这些早产儿并发症在出生时体重1500克以下的小早产儿（称极低体重儿）中更易发生。小早产儿即使抢救后能存活，也常伴有智力低下、视力及听力障碍等后遗症。

导致早产的原因很多，如母亲合并心肝肾疾患、重症感染、双胎、子宫畸形、子宫肌瘤、宫颈管松弛、羊水过多以及房事不节制等。早产是围产儿死亡的重要原因，预防早产是降低围产儿死亡及残疾儿出生的重要环节。

有早产危险的孕妇，应及早预防早产发生；有合并症或并发症的孕妇，应积极配合医生治疗，不可过于劳累，避免急性感染，注意节制性生活。如果有早产征兆，如阴道出血、腹部坠痛，要立即卧床休息，并小心送往医院，在医生指导下进行诊治，以防早产。

超过预产期两周不生者为过期妊娠，超过两周才分娩称为过期产，所分娩的婴儿为过期产儿。过期产儿比正常足月产儿死亡率高2～3倍，其原因与胎盘功能减退有关。所以，应尽量避免过期产。

胎盘是胎儿的"摇篮"，胎盘中央有脐带与胎儿相连。在十月怀胎期间胎盘有着特殊的功能，但是胎盘的功能和寿命是有限的，超过预产期两周后，多数胎盘功能迅速减退，呈现衰老变化，表面形成许多白色斑块，夹杂着坚硬如石的钙化灶。此时，胎盘不能再给胎儿提供足够的氧气和营养物，导致胎儿严重缺氧，使已经发育良好、生机勃勃的胎儿变得形体消瘦，皮肤被胎粪染黄而多褶，颅骨坚硬，容易导致难产、产伤甚至胎死宫内，或者发生产后窒息甚至死亡。如果宫内缺氧时间过长，影响脑细胞功能，还会造成胎儿出生后智力低下或神经系统后遗症，如癫痫及多动症等。

孕妈咪不可抱着"瓜熟蒂自落"的态度，使妊娠任意拖延下去，尤其是孕妇合并有妊娠高血压综合征、心肾疾病、糖尿病时，胎盘血管功能差，36周后胎儿随时都可能因缺氧而猝死。因此，孕妇必须定期进行产前检查，每天3次数胎动，严密监护胎儿及胎盘功能，适时分娩。

多胎妊娠的特殊保健

多胎妊娠属于高危妊娠，无论对孕妇还是对胎儿都有一定危险性。孕妇和胎儿、婴儿患病率高，胎儿、婴儿死亡率也高，故应特别重视孕期保健和分娩期处理。

多胎妊娠对孕妇来说有以下特点：早孕反应较重，恶心呕吐多见；怀孕10周后子宫增大明显，24周后尤为迅速，过分快速增大的腹部使孕妇出现呼吸困难，胃部受压使食欲缺乏，胃脘胀满不适；向下压迫盆腔及下腔静脉，导致下肢水肿、静脉曲张及痔疮发生；孕妇负重过大，体态变化明显，易引起体位性腰酸背痛、贫血、妊高征、羊水过多、早破水及早产等并发症。

对胎儿来说，多胎妊娠容易发生胎儿畸形、胎-胎输血综合征及早产儿的各种并发症，所以，围产儿死亡率高。

由此可见，多胎妊娠必须及早诊断，除了腹部触诊、听诊外，最好采用超声波检查。怀孕12周以后用多普勒胎心仪可听到两个频率不同的胎心音。B超检查，早至怀孕6～7周即可发现两个胎囊，怀孕10周后即可见到两个胎头及感到心脏搏动。

确诊多胎妊娠后，应及早看医生，纳入重点保健。定期产前检查，注意营养和休息，提前住院监护母子情况，制订分娩计划及分娩方式，以防分娩期及分娩后发生意外。

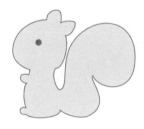

第四章
妊娠期常见合并症

　　有些女性可能患有产科以外的疾病，如心脏病、糖尿病、肾病等，这些疾病可能会对妊娠带来影响，或者妊娠会使这些疾病加重，从而危及自身和胎儿的健康。所以，夫妻双方在准备要孩子前应进行健康检查，以免被动。如果一些女性怀孕后才知道患有这些疾病，那么也不必紧张，应选择医疗水平好的医院，请有经验的医生制订孕期保健措施，并按照医生的指导去做。

妊娠期常见症状

孕早期感冒
对胚胎发育
的影响

孕妇的免疫能力较差，容易受到病原体的侵害，因此，孕妇更容易感冒。感冒病毒对孕妇有直接影响，感冒造成的高热及代谢紊乱产生的毒素可对妊娠产生间接影响，而且病毒可透过胎盘进入胎儿体内，有可能造成先天性心脏病、脑积水、无脑、小头畸形及兔唇等。高热及毒素可刺激孕妇子宫收缩，造成流产或早产，新生儿死亡率也会增高。孕妇感冒的处理方法如下：

■ 轻度感冒，仅有打喷嚏、流涕及轻度咳嗽，则不一定用药物治疗，可多饮水及多休息，或口服维生素C及板蓝根冲剂等中药治疗，一般能很快自愈。

■ 出现高热、剧咳等情况时，则应及时去医院诊治。退热可用湿毛巾冷敷，也可肌注柴胡注射液退热。应注意多饮开水及卧床休息。

■ 高热持续时间长时，如体温持续3天39℃以上，则应到医院进行检查，了解胎儿是否受到影响。如发生高热39℃以上，不宜等待过久，需及时到医院检查对症处理。

■ 感冒合并细菌感染时，则应加用抗生素治疗。

孕期腹泻
的原因及
处理方法

正常人一般每日大便一次，孕妇则容易发生便秘，往往是隔日或数日大便一次。如果妊娠期每日大便次数增多，甚至出现稀便，常伴有腹痛和肠鸣，这就是腹泻。

腹泻常见的原因有肠道感染、食物中毒性肠炎和单纯性腹泻等。轻症单纯性腹泻，一般服止泻药即可以治愈。因肠道炎症引起的腹泻，大便次数明显增多，容易引起子宫收缩，导致流产或早产。细菌性痢疾感染严重时，细菌内毒素可波及胎儿，致胎儿死亡。因此，孕妇一旦发生腹泻，不要轻视，应尽快查明原因，针对不同的病因进行治疗，否则如果发生流产、早产或胎死宫内，则悔之晚矣。

腹泻时可选择口服黄连素片，每次300毫克，每日3次，共3天，或者服用思密达或妈咪爱等药物。

谨防患妊娠期糖尿病

有些糖尿病患者表现出明显的症状，出现"三多一少"，即多饮、多食、多尿及体重下降。孕早期呕吐剧烈，反复发生皮肤感染及霉菌性阴道炎，也是妊娠糖尿病的症状表现。但是，多数妊娠糖尿病孕妇没有明显症状，常见于隐性糖尿病或妊娠期新发生者，这部分孕妇很容易发生意外。由于患者没有自觉症状，又没有引起医生注意，就容易误诊、误治，因此这里提出以下与糖尿病有关的高危因素：

■ 孕早期检查出尿糖阳性或空腹尿糖阳性；孕期由于肾糖阈增高，孕妇比较容易出现尿糖。

■ 有明显的糖尿病家族史，如父母或同胞患有糖尿病。

■ 分娩过巨大胎儿、本次妊娠胎儿巨大或羊水过多。

■ 曾有过原因不明的死胎、死产或新生儿死亡史。

■ 妊娠期明显肥胖，或有反复外阴及阴道真菌感染。

有以上情况之一的孕妇应当引起高度重视，警惕糖尿病的存在。必须到医院进行血糖、尿糖检查，及早进行糖尿病筛查检查，必要时进行糖耐量试验，以便及早诊断，进行合理治疗，并将患者列入高危妊娠监护系统。

妊娠合并糖尿病可分为三种情况：

妊娠期糖尿病对母婴的危害

■ 在原有糖尿病的基础上合并妊娠。

■ 妊娠前为隐性糖尿病，妊娠后由于内分泌的变化与体内糖代谢的异常，发展为临床糖尿病。

■ 在妊娠期发生的糖尿病。

妊娠和糖尿病的相互影响：首先妊娠可诱发糖尿病，或者将原来的隐性糖尿病变为显性糖尿病，或加重其病情。另外，糖尿病对孕妇、胎儿也有较大威胁。

糖尿病对孕妇和胎儿的影响程度取决于糖尿病的程度及是否存在其他合并症。例如，孕妇可因糖尿病而发生羊水过多、妊高征、感染、眼及肾脏受损害、高血糖、酮症酸中毒等，使病情更复杂化。胎儿因母亲胰岛功能障碍也会产生高血糖及高胰岛素分泌，脂肪堆积以及其他代谢失调，从而发生一系列异常，如胎儿出生体重过重（常在4000克以上），出生后出现新生儿低血糖、黄疸、肺透明膜病、红细胞增多症、先天畸形等。由于可能发生上述种种异常，很容易发生胎死宫内及新生儿猝死，所以必须加强围产期监护，且应当在有条件的医院进行产前、产时及产后保健。

心脏病患者的生育问题

生育孩子对于健康女性来说是很自然的事情，而对于患有心脏疾病的女性却不能勉为其难，特别是在婚育问题上，需要做到心中有数。

对于患有心脏病的年轻女性的婚育问题，应由产科医生、心内科医生共同检查，对心功能的等级进行判断，并根据心功能情况统筹指导，以防发生意外。

一般来说，心功能在Ⅲ级以上者，应在心力衰竭控制后结婚为宜。至于生育问题，医学上认为不能承受妊娠、分娩所加重心脏、血管系统负担的患者，应劝其避孕；对于已经怀孕的患者应及早进行人工流产；对于能继续妊娠者应给予定期产前检查和保健指导，防止心力衰竭发生。

具体来说，凡有以下情况者不宜妊娠，应认真避孕，一旦怀孕，应在妊娠12周以前进行人工流产：

■ 心脏病较重，心功能Ⅲ～Ⅳ级，治疗后不见好转。

■ 有心衰史，且伴有其他内科合并症。

■ 近期内有活动性风湿热，并发感染性心内膜炎。

■ 先天性心脏病发绀型，原发性肺动脉高压或主动脉明显狭窄者。

对心功能在Ⅰ～Ⅱ级能继续妊娠者，应到有抢救条件的医院进行产前保健和分娩。

心脏病心功能的分级自测

医学上根据病人的临床表现，把心脏功能划分为四个等级，这些等级与病人的生活、工作，尤其生儿育女都有一定关系。

心功能Ⅰ级：又称心功能代偿期，患者虽有心脏病，但心脏自身通过加强心肌收缩力，加快心率，能胜任一般体力活动，如家务、办公室工作等轻体力劳动。活动后没有心慌、气短、躺不平、水肿等症状。

心功能Ⅱ级：又称心功能代偿不全一度，一般体力活动略受限制，休息时舒适如常，日常体力活动后或劳累后心慌、气短、感觉疲劳。

心功能Ⅲ级：即心功能代偿不全二度，一般体力劳动明显受限制，休息时虽无不适，但稍活动即有心慌、气短、疲劳感。另外，对既往有过心力衰竭病史者，无论目前是否有症状，都属于心功能Ⅲ级。

心功能Ⅳ级：即心功能代偿不全三度，指患者不能胜任任何体力活动，安静休息时仍有心慌、气短等明显心力衰竭现象。

妊娠合并心脏病是导致孕产妇死亡的重要原因，心脏病的常见种类是风湿性心脏病和先天性心脏病。心功能较好可以妊娠者，必须加强孕期、分娩期及产后保健。

■ 加强产前检查。应从孕早期开始根据病情增加检查次数，缩短间隔时间，每次检查除一般产科检查项目外，还应注意心脏病及心功能情况及其变化，并及时处理。

■ 预防心衰。限制体力活动，避免过度体力劳动，注意休息和睡眠，每日睡眠至少10小时，防止情绪激动及精神紧张，限制食盐摄入。饮食要清淡，每日食盐不超过4克~5克。积极预防贫血、妊高征及上呼吸道感染，一旦发生要积极治疗。心功能Ⅰ、Ⅱ级者应于预产期前1~2周住院休息待产，心功能Ⅲ级或以上者，必须立即到条件好的医院住院，以便治疗及为分娩做好准备。

■ 临产后家属更要关心病人，解除思想顾虑和精神紧张。宫口开大3厘米以后肌肉注射杜冷丁50毫克，或硬膜外麻醉止痛，让病人得以休息。密切观察产妇的心率、呼吸变化，必要时吸氧，给予强心药。宫口开全后应产钳助产，以缩短产程。勿让产妇过分用力，以减轻心脏负担，产程进展不顺利者应施行剖宫产。胎儿娩出后，腹部加2.5千克沙袋防止回心血量骤然增加，同时皮下注射吗啡10毫克，让病人休息。产褥期要充分休息，严密观察患者心率、呼吸、血压及体温的变化，预防感染，避免劳累。

肾脏具有排泄废物及清除体内有毒物质的作用，如果肾脏有病可使肾功能受损，大量有毒物质聚积体内，严重时会发生危及生命的尿毒症。

妊娠可使原有的肾脏病加重，随着怀孕月份增加，肾脏负担加重，严重时肾衰竭，失去清除"垃圾"和毒物的功能。如果发生尿毒症，孕妇和胎儿的生命都会受到威胁。肾脏病对妊娠影响也很大，急性肾盂肾炎有发烧、腰痛、尿频、尿急等症状，可导致流产、早产、胎儿发育不良。肾炎会使孕妇血压升高、水肿、尿蛋白检查阳性、心脏受损、胎盘血管梗死和诱发妊娠高血压综合征等，直接影响胎儿发育所需的氧气和养料，甚至发生胎盘早剥，危及母子生命。严重者胎死宫内发生率可达50％。

肾脏患者能否生育取决于所患肾病的种类和程度，必须经医生检查指导才能决定。即使患者肾功能一时没有什么问题，也要在内科、妇产科医生严密监护下度过妊娠、分娩及产后期，切不可自认为"感觉良好"，不听忠告，贸然怀孕。

妊娠与急性肾盂肾炎

急性肾炎是妊娠后期和产褥期常见的合并症。怀孕后由于雌激素、孕激素及绒毛膜促性腺激素的影响，使输尿管扩张、扭曲及蠕动性减弱。同时，由于增大的子宫压迫，也使尿液易潴留于肾盂、输尿管内，使细菌容易上行感染而发生炎症。

发病后病人表现为突发性高热、寒战、腰痛，并伴有恶心、呕吐以及膀胱刺激症状，如尿频、尿急、尿痛等。测体温多在38℃以上，血液及尿液检查不正常。

急性肾盂肾炎的治疗方法如下：

■ 卧床休息，左右轮换侧卧位，以减少子宫对输尿管的压迫。

■ 多饮水以增加尿量，使每日尿量在2000毫升以上，高热、恶心呕吐时，体内消耗水分较多，应静脉输液补充液体。

■ 选择对胎儿没有影响，而对革兰阴性杆菌有效的抗生素，如氨苄西林、呋喃旦啶控制感染。

子宫肌瘤是女性常见的良性肿瘤。20%~30%育龄女性患有子宫肌瘤。肌瘤生长的部位可为子宫肌层内（壁间肌瘤）、子宫表面（浆膜下肌瘤）或子宫腔内（黏膜下肌瘤）。肌瘤大小悬殊，多少不一。

小的子宫肌瘤一般对妊娠分娩没有影响，如果肌瘤大、数目多，尤其是黏膜下子宫肌瘤，会影响受孕，引起流产、早产。

如果肌瘤较大，胎儿活动受限，容易发生胎位不正，临产后妨碍子宫收缩，可引起宫缩乏力；肌瘤长在子宫下部，可阻塞产道，影响胎儿娩出。胎儿娩出后会因子宫收缩不良致产后出血多和继发感染。妊娠期间由于子宫血液供给丰富，子宫肌瘤可长大，肌瘤中心可因营养供应不足产生出血、液化，发生子宫肌瘤"红色变性"，引起腹痛、发热等现象。

尽管子宫肌瘤可能对妊娠分娩产生上述影响，但是加强孕期保健和产程监护，妥善处理分娩及分娩后护理工作，多数可以顺利度过妊娠期和分娩期。

孕妇在妊娠20周以前或未孕前血压即升高者（超过140/90毫米汞柱）称妊娠合并原发性高血压。单纯的高血压，只要血压不超过160/100毫米汞柱，一般不影响妊娠与分娩。如血压超过160/100毫米汞柱，则有1/3的原发性高血压的孕妇在孕晚期并发妊高征，不仅胎儿死亡率明显增加，孕妇本身也有许多严重并发症，如子痫、胎盘早剥、脑血管意外、高血压危象等。保健方面应注意以下几点：

■ 做好孕产期保健，有高血压病史或有家族病史者，应在确诊妊娠后，立即测量血压，及早明确诊断。

■注意休息，调整饮食结构，少食多盐食品。定期检测血压、尿液、水肿等情况，及早发现血压变化，合理用药，使其对母婴的危害降到最低限度。

■适时终止妊娠。应根据病情轻重、胎盘功能、胎儿发育及胎儿成熟情况，在预产期前选择适当时机终止妊娠。如果治疗无效，并发心脏衰竭、肾衰、视网膜出血、高血压脑病及高血压危象时，应及时终止妊娠。

妊娠合并性传播疾病须知

○ 什么是性传播疾病

性病，是指主要以性行为为传播方式的一组传染病。过去，我国医学界通常只将梅毒、淋病、软下疳及性病性淋巴肉芽肿列入性病的范畴，称为经典性病，俗称"花柳病"。近年来，随着人类性行为的某些变化，使通过性接触传染的疾病种类明显增多。1976年，世界卫生组织决定放弃性病这一旧概念，将可以通过性行为传播的一组传染病，统称为性传播疾病（STD）。从此，性传播疾病这个新概念就逐渐取代了性病这个传统概念。

性传播疾病除包括上述经典性病外，还包括几乎所有的感染性疾病。例如：

■细菌性疾病：如细菌性阴道病。

■病毒性疾病：如艾滋病、生殖器疱疹、尖锐湿疣、传染性软疣、乙型肝炎及巨细胞病毒感染。

■真菌性疾病：如霉菌性外阴阴道炎及股癣。

■衣原体性疾病：如非淋菌性尿道炎及子宫颈炎。

■昆虫性疾病：如滴虫病、疥疮及阴虱病等。

○ 性传播疾病的传播方式及预防

由于人们常常羞于谈论性传播疾病，所以很难得到需要的有关知识。那么，性传播疾病究竟是如何传播的呢？

第一，男女性器官接触传播。引起性传播疾病的病原体主要通过黏膜，如阴道黏膜、尿道黏膜、肛门黏膜及口腔黏膜进入机体。因此，性传播疾病主要通过与感染了性传播疾病的性伴侣的性器官接触传播。未经治疗的梅毒患者在感染后第一年传播性最强。与男性淋病患者不加防护地性交，一次性交淋病感染率高达80%～90%；而与女性淋病感染者性交，一次性行为后男性性伴侣感染率为20%～35%。据统计，卖淫妇女性传播疾病检出率为45%～78%，其中淋病占一半以上。因此，卖淫嫖娼是性病传染的主要来源。

第二，间接传播。在极少数情况下，尖锐湿疣、沙眼衣原体及淋病等可通过公共浴池、浴巾、被褥、床单及坐式便器等传播。间接传播是各种性传播疾病，如阴道霉菌、滴虫等的主要传播方式。另外，静脉注射毒品、输血，也是某些性传播疾病，如艾滋病、乙型肝炎等的传播方式。

第三，母婴传播。

■ 在子宫内，母体循环血中的病原体经胎盘及脐带进入胎儿体内（称血源性传播），或胎儿吸入上行感染的羊水（称吸入传播）。

■ 分娩过程中婴儿通过产道时感染，吸入或直接接触宫颈的感染分泌物。

■ 产后，新生儿吸入或直接接触了感染母体的分泌物或排泄物（如唾液、乳汁、尿液及粪便）。这是梅毒、乙型肝炎及艾滋病的传播方式之一。

性传播疾病，是当今世界的社会性疾病之一，其流行与人们的性放纵、追求金钱、贪图享乐以及对性病的无知有关。因此，预防性病传播和流行十分重要，关键是：

■ 提倡洁身自好，自尊自爱。

■ 减少危险的性接触。

■ 性接触一定要使用避孕套。

孕妇淋病的孕期治疗

淋病是最早发现的性传播疾病。病原体是淋病双球菌，主要由性接触（性交）传播，间接感染者极少。淋球菌的特点是侵袭黏膜，以生殖系统及泌尿系统的柱状上皮及移行上皮为主。性交时含有淋球菌的分泌物进入尿道及子宫颈管等处，细菌在该处繁殖而发病，并可沿生殖道黏膜上行传播。临床好发部位为尿道旁腺、前庭大腺、子宫颈管、输卵管及直肠等处。

许多女性感染淋病后并无症状，在有症状的患者中，早期感染常限于下生殖道（如子宫颈）及泌尿道，随后因病情发展可累及上生殖道。

急性淋病常在淋球菌侵入后3~7天发病，出现尿痛、尿频及排尿困难等急性尿道炎症状，同时出现黄色脓性白带增多，外阴部有烧灼感。检查时可见外阴、阴道及宫颈充血或伴有出血，宫颈口有脓性分泌物流出，部分患者还会出现前庭大腺炎表现。未治疗及治疗不彻底的急性淋病可转为慢性淋病，表现为慢性尿道炎或慢性宫颈炎等。通过宫颈管分泌物涂片革兰染色镜检，在多核白细胞内见到革兰阴性双球菌或培养出淋球菌可确诊本病。

孕妇淋病可导致早产及出生低体重儿，并可在分娩时引起新生儿感染，主要为新生儿眼结合膜炎。

治疗孕妇淋病感染首选菌必治（头孢三嗪），用法为菌必治250毫克，肌肉注射，每周1次，共2次。由于淋病常与沙眼衣原体感染合并，故应同时口服红霉素治疗可能存在的沙眼衣原体感染。治愈后在妊娠36周时复查，以免复发。治疗期间避免性生活，配偶应同时进行治疗。

孕妇梅毒及新生儿先天梅毒

梅毒系由梅毒螺旋体感染引起的性传播疾病，主要由性器官接触传播。孕妇梅毒感染可对胎儿产生严重危害，梅毒螺旋体可通过胎盘，引起流产、早产、胎死宫内及先天性梅毒。如孕妇未接受抗生素治疗，则仅有1/6的机会分娩正常婴儿。孕妇患梅毒与妊娠时间越近，则胎儿受感染的机会越大。

梅毒患者妊娠后可发生以下情况：

■ 在孕前6~12个月感染梅毒而未治愈，常引起晚期流产或胎死宫内。

■ 潜伏早期梅毒患者妊娠时，可致死胎或特征性梅毒儿。

■ 潜伏晚期梅毒患者妊娠时，新生儿外观可正常，梅毒血清学试验阳性，表现为潜伏期先天性梅毒，在儿童期后期或成人期早期出现临床症状及梅毒血清学试验阳性。

■ 梅毒感染治疗后5年即可分娩健康婴儿，感染治愈年数越长，出生健康婴儿的机会越大。

由于妊娠期患梅毒对孕妇和胎儿均有较大危害，故强调早期诊断和早期治疗，孕期应按常规做梅毒血清学检查。在孕期治疗梅毒时，应注意药物对胎儿的影响。

○ 孕妇沙眼衣原体感染的检出及治疗

沙眼衣原体是一种细胞内微生物，分为15个血清型，引起传染性沙眼（A、B、Ba及C型）、泌尿生殖器感染（D–K型）及性病淋巴肉芽肿（L1、L2及L3型）。沙眼衣原体只感染黏膜柱状上皮细胞，如子宫颈柱状上皮细胞，不侵犯上皮下组织。沙眼衣原体在受感染的细胞内繁殖。感染方式以性接触传播为主，其次是手、眼或病人污染的衣物、器皿等媒介物间接感染。

临床以子宫颈内膜炎最为常见，表现为黏液脓性白带、宫颈充血水肿、宫颈接触性出血及宫颈管涂片白细胞增多。大约有一半的沙眼衣原体感染患者无临床症状，上行感染可引起子宫内膜炎及输卵管炎等。

孕妇沙眼衣原体感染可引起胎死宫内、出生低体重儿、早产及新生儿沙眼衣原体感染。在普通人群中，婴儿沙眼衣原体感染率为1%～5%，但在孕期沙眼衣原体感染母亲所生婴儿中沙眼衣原体感染率高达70%，其中20%为肺炎。对孕妇应用抗生素治疗后，新生儿沙眼衣原体感染率可降低至5%。适合于孕妇沙眼衣原体感染治疗的抗生素首选为红霉素，用法为每次红霉素500毫克，每日口服4次，7天为一疗程。治疗期间应避免性生活，同时配偶也应进行治疗，治愈后在孕36周时再次复查，以免复发。

○ 滴虫性阴道炎的诊断及治疗

滴虫性阴道炎系由阴道毛滴虫感染引起，感染途径有：

■ 直接感染：即经性交传播。

■ 间接感染：即经公共浴池、浴盆、浴巾、游泳池、厕所、衣物及器械等传播。

滴虫性阴道炎临床上主要表现为稀薄的泡沫状白带增多及外阴瘙痒，若有其他细菌混合感染白带则呈脓性，可有臭味；瘙痒主要发生在阴道口及外阴，间或有灼热、疼痛及性交痛等。如尿道口有感染则出现尿频、尿痛甚至血尿。少数患者阴道内有滴虫而无炎症表现，称为带虫者。检查时可见阴道黏膜有散在的红色斑点，后穹隆可见多量黄色泡沫状白带。

孕妇患滴虫性阴道炎时，由于阴道局部内环境发生改变，易导致细菌、霉菌及病毒感染发生，故应及时治疗孕妇滴虫性阴道炎。患滴虫性阴道炎多选局部治疗（即阴道内放药治疗）。治疗孕妇滴虫性阴道炎最安全的药物为灭滴灵，用法为每晚在阴道内放灭滴灵1片（200毫克），10天为一疗程，治疗期间可用硼酸水洗外阴，并应避免性生活，对配偶应同时进行治疗。在治疗后3～7天进行复查，为避免重复感染，患者的内裤及洗涤用的毛巾应煮沸5～10分钟以消灭病菌。

○ 霉菌性阴道炎的诊断及治疗

霉菌性阴道炎又称为念珠菌性阴道炎，主要由白色念珠菌感染引起。念珠菌可存在于人的口腔、肠道及阴道黏膜而不引起症状，这三个部位的念珠菌可互相传染。在一定条件下，如妊娠、糖尿病及应用抗生素时易发病。部分霉菌性阴道炎由性器官接触或间接通过病人污染的媒介物传染。

临床表现为外阴瘙痒及灼痛，症状严重者坐卧不宁，痛苦难忍，甚至出现尿频、尿痛及性交痛等。急性期白带增多，白带呈豆腐渣样。检查时见小阴唇内侧及阴道黏膜上附着白色膜状物，擦去后露出红肿黏膜面或浅表溃疡。

妊娠期间，由于阴道黏膜充血，分泌亢进，特别适合于霉菌生长，因而孕妇霉菌性阴道炎的发生率增高。在多数情况下，霉菌感染可局限于外阴及阴道黏膜。在极少数情况下，霉菌可入侵羊膜腔感染胎儿及引起经阴道分娩的新生儿发生鹅口疮。

在治疗方面，一般只限于治疗有症状的阴道及外阴霉菌感染，最好在妊娠3个月以后开始治疗，首选局部治疗（即阴道放药治疗），禁用口服抗真菌药物。治疗孕妇霉菌性阴道炎安全的药物有制霉菌素、克霉唑栓等，用法为每晚在阴道内放置霉菌素1片（50万单位），10天为一疗程，治疗期间可用苏打水洗外阴。或者使用克霉唑栓50毫克，第1天、第4天及第7天阴道内使用。另外，克霉唑软膏也可安全地用于孕妇霉菌性外阴炎的治疗。积极去除引起霉菌感染的危险因素，如停用抗生素或治疗糖尿病也很重要。

○ 尖锐湿疣的孕期治疗

尖锐湿疣系由人乳头状瘤病毒感染引起，属性传播疾病，主要由性交传播或由性器官密切接触传播，潜伏期为1~3个月，好发部位为会阴部、大小阴唇、阴蒂及肛门周围。初期为散在的乳头状疣，逐渐增大或互相融合成鸡冠状或菜花状团块，质地稍硬。约30%的患者同时有阴道及宫颈尖锐湿疣，12%~34%的患者同时感染其他性传播疾病，如淋病或沙眼衣原体感染等。孕妇尖锐湿疣可在妊娠期、分娩期及产后感染胎儿和婴幼儿，引起新生儿或婴幼儿喉乳头状瘤及肛门、生殖器尖锐湿疣。值得庆幸的是，新生儿及婴幼儿喉乳头状瘤及肛门、生殖器尖锐湿疣的发生率极低。

一般而言，孕期治疗尖锐湿疣、减少尖锐湿疣病灶范围及大小有助于减少婴幼儿感染的危险。可选用手术治疗、激光治疗及冷冻治疗，避免采用药物治疗。在孕26~32周期间治疗效果最好。尖锐湿疣不是剖宫产分娩的绝对指征，但对患者生殖道巨大尖锐湿疣及病变范围广泛者，剖宫产分娩可减少婴幼儿及青少年发生咽喉乳头状瘤及肛门、生殖器尖锐湿疣的机会。

⭕ 生殖器疱疹的孕期治疗

生殖器疱疹是由单纯疱疹病毒（HSV）所引起的疾病，是最感痛苦的性传播疾病。临床上分为原发性生殖器疱疹及复发性生殖器疱疹。原发性生殖器疱疹的潜伏期为2~7天。病损最初是一个或多个小而瘙痒的红丘疹，迅速变成小疱，3~5天后，小疱变成溃疡、结痂，有疼痛感。有时单发疱疹累及子宫颈，出现子宫颈潮红或出现多个散在溃疡。初次发病时及发病前夕可有全身症状，包括发热、全身不适、颈项强直及头痛等。复发性生殖器疱疹的全身症状较轻，每次发作的病程也较短，病损约10天消退。

孕期生殖器疱疹病毒感染可在宫内感染胎儿及在分娩时感染新生儿。在早孕期感染生殖器疱疹病毒可经胎盘感染胎儿，引起胎儿畸形，如小脑畸形、小眼球畸形、视网膜发育不全及脑钙化等，也可引起早产及胎死宫内。在存活的新生儿中，40%的病例出现围产期病变及严重神经系统后遗症。孕妇生殖器疱疹病毒感染胎儿经阴道分娩可引起新生儿疱疹性结膜炎、角膜炎及全身感染，患者出现黄疸、发绀、呼吸窘迫及循环衰竭。中枢神经系统感染引起嗜睡、癫痫和昏迷等。

患生殖器疱疹期间应避免性交，避孕套不能完全防止病毒传播。患生殖器疱疹的孕妇如果到妊娠末期仍有活动性损害时，最好终止妊娠，以免新生儿感染。

○ 艾滋病的诊断及处理

艾滋病（AIDS）是获得性免疫缺陷综合征的中文译名，是一种以细胞免疫功能严重损害为临床特征的高度传染性疾病，由人免疫缺陷病毒（HIV）感染引起，确诊后一年内病死率为50%。

艾滋病患者机体完全丧失抵御各种微生物侵袭的能力，极易受细菌、病毒、真菌及寄生虫感染，出现各种严重的机会性感染，如卡氏肺囊虫肺炎或卡氏肉瘤。

艾滋病毒存在于精液、血液、白带、唾液及乳汁中，主要通过性接触传播，还可通过注射艾滋病感染供血者的血液制品传播。孕妇感染艾滋病时，病毒可经胎盘感染胎儿，分娩时经产道感染胎儿或出生后经母乳感染新生儿。

据研究，为减少1例新生儿HIV感染，需对16例HIV感染孕妇进行剖宫产手术。母乳喂养婴儿HIV感染率较人工喂养者高2倍。大约1/4的感染儿童在出生后1年发展为艾滋病，40%的感染儿童在出生后4年发展为艾滋病，感染儿童5年存活率为70%。

妊娠合并红斑狼疮

红斑狼疮是一种自身免疫性炎症性结缔组织病。因为该病多发生于育龄期女性及妊娠期女性，又因为该病往往使女性患者多脏器受到损害，所以对妊娠母子都会构成严重威胁。

患红斑狼疮后的临床表现因损害的脏器不同而表现不同，可以说是多种多样：

■ 盘形红斑狼疮：在面部或其他部位出现一片或数片鲜红色斑。由绿豆至黄豆大小，表面覆以鳞屑，以后逐渐扩大呈圆形或不规则形，边缘色深，中央色浅，伴不同程度瘙痒和烧灼感。

■ 亚急性皮肤型红斑狼疮：为丘疹样鳞屑红斑。分布在面颊、鼻、耳轮、上胸、肩背、上臂伸侧、手及手指背面，腰以下少见。也可看到环形、多环形，边缘水肿隆起，上覆鳞屑性皮损。

■ 深部红斑狼疮：皮肤表现为结形或斑块状，皮肤损害位于真皮深层和皮下脂肪组织，以颊、臀、臂部多见。

■ 系统型红斑狼疮（SLE）：表现为心脏、血管、肾脏、造血系统、骨关节及皮肤等系统性损害。

可见，红斑狼疮患者的生育要受到一定限制。医学认为，系统性红斑狼疮活动期或者心肾严重受损者不宜妊娠；若已妊娠，应于孕早期行人工流产。用肾上腺皮炎激素正规治疗，病情已经得到满意的控制，经咨询内科医生，认为可以妊娠后方可妊娠。妊娠后在整个孕期都必须经产科、内科等有关科室医生的严密监护和正规治疗，以免发生意外。

妊娠合并 急性胆囊炎	急性胆囊炎也是妊娠期常见的外科急症，发病原因主要是细菌感染和胆道阻塞。妊娠中期、后期胆汁中的胆固醇含量增加，胆酸的比例发生变化，这种变化影响了胆固醇在胶

态溶液中的溶解度，从而使胆固醇结晶形成增多。又由于妊娠期母体内雌激素和孕激素的影响，使胆囊容积增大，排空缓慢，为细菌繁殖创造了条件，增加了胆道感染和结石形成的机会。

急性胆囊炎发病时的表现：常在饱餐后突然发作，持续性右上腹痛，阵发性加剧，疼痛常常向右肩或者右腰部放射；伴发热、寒战，由于细菌和毒素的扩散，可迅速出现高热；食欲缺乏、恶心、呕吐，部分病人可有轻微黄疸；医生检查时，右上腹胆囊区压痛，肌肉紧张，莫非氏征阳性，有时还可触及肿大的胆囊；化验白细胞计数高，肝功能ALT高；B超检查可见胆囊肿大，胆囊壁增厚，或见胆石影像。妊娠期急性胆囊炎常需要和右侧急性肾盂肾炎、急性阑尾炎、急性胰腺炎及妊高征并发HELLP征（HELLP征发病时可有右上腹痛、溶血及肝酶升高等）加以区别。

急性胆囊炎如果及早发现，及时治疗，是可以避免手术的。如果反复发作，经禁食、输液、消炎、解痉镇痛等治疗无效，病情仍在恶化，有胆囊坏死、穿孔和发生腹膜炎等严重并发症时，应及时手术治疗。

妊娠合并阑尾炎

阑尾炎如果发生在妊娠期很容易被误诊，以致延误治疗。由于孕妇往往有消化道功能紊乱，如腹痛及恶心等症状，所以不易与阑尾炎相鉴别。最重要的还是因为子宫增大，阑尾位置改变，使妊娠期阑尾炎症状特征与非妊娠期有一定程度的差异。但腹痛自上腹部或脐周开始，逐渐转移至右侧腹部，这仍是妊娠期急性阑尾炎的可靠症状。妊娠期阑尾炎病情较重，容易发生阑尾穿孔和弥漫性腹膜炎。由此看来，孕期阑尾炎诊断不及时并延误手术时机对孕妇和胎儿会造成严重后果，甚至导致母婴死亡。

妊娠期阑尾炎一旦确诊，不论孕周大小均需要手术，不必顾虑手术会导致流产、早产发生。早孕期手术切口与非孕期相同。若孕中期、孕晚期手术宜采用相当于子宫体上1/3部位的右侧腹直肌旁切口，并垫高患者右侧，以便子宫左移，利于手术。手术应尽量切除阑尾，若已穿孔，则应放置引流。术前、术时及术后均应选用大剂量抗生素消炎，术后注意保胎。一般来讲，阑尾手术不应同时施行剖宫产，以防止交叉感染，例如，最近也有应用抗生素保守治疗成功的例子，例如，妊娠3个月后，即可选用第三代头孢菌素和灭滴灵静脉点滴治疗。

卵巢肿瘤与妊娠分娩

近年来，由于重视怀孕后尽早检查（即妊娠3个月前），再加上B超应用，对一些没有自觉症状的卵巢肿瘤的确诊提供了及早发现的可能性。卵巢肿瘤合并妊娠对妊娠和分娩的影响主要看肿瘤的性质、所在部位以及有无并发症。通常，卵巢肿瘤位于子宫两侧或后方，随着怀孕月份的增加，肿瘤的位置也随之上升到腹腔，活动范围增大，容易发生肿瘤蒂扭转，从而引起急性腹痛、肿瘤坏死、破裂、肿瘤组织在腹腔种植、扩散。如果卵巢肿瘤没有上升到腹腔而是继续留在盆腔内，则会阻碍胎儿从阴道娩出，造成难产，或因宫缩和胎头压迫而破裂。那么，发现怀孕合并卵巢肿瘤后怎么办呢？

■ 应尽快通过B超检查，以进一步明确肿瘤性质，即良性还是恶性。

■ 原则上卵巢肿瘤不论良性还是恶性，均应采取手术治疗。如为良性，可在孕16～20周时切除，因为这个时期胎盘功能已经稳定，不易因为手术而致流产。如果为恶性，应尽早手术，不应考虑胎儿的存活问题。

■ 肿瘤一旦发生蒂扭转、破裂和感染，应立即手术切除。

■ 如果肿瘤于孕晚期才发现，又没有恶性证据或阻塞产道等异常情况，可待其自然分娩后手术切除，或剖宫产同时切除肿物。

妊娠合并癫痫时的孕期保健

癫痫可分为原发性癫痫、继发性癫痫及妊娠期癫痫。原发性癫痫多数为常染色体显性遗传性疾病，有家族遗传性。继发性癫痫多继发于脑炎、脑外伤后。怀孕后发生的癫痫称为妊娠期癫痫，其发生与怀孕后体内一系列内分泌改变有关，常发生在产时或产后24小时内，分娩后可自然消失，再次妊娠时容易复发。

妊娠期癫痫多不影响妊娠与分娩，但持续性癫痫发作可造成胎儿窘迫，亦可引起流产或早产。妊娠后可使癫痫发作频率增加，也同内分泌有关。有资料显示，原发性癫痫胎儿畸形率明显增高，如先天性心脏病、唇裂、小脑畸形和痴呆。引发原因可能有两种情况：癫痫疾病本身或是抗癫痫药物所致。

妊娠合并癫痫的治疗原则：

■ 如癫痫症状严重，继续妊娠时对母亲和胎儿影响较大时，宜终止妊娠。

■ 孕期用药以选用副作用最小而最有效的抗癫痫药物，孕早期首选苯巴比妥及扑米酮，苯妥英钠最好孕中期以后服用。三甲双酮及乙内酰脲有致畸作用，孕期不宜服用。同时注意，孕期用药不能自己随意增减。

妊娠合并甲亢的孕期处理

妊娠合并甲状腺功能亢进（简称甲亢），可为原有甲亢合并妊娠，或为妊娠期新发生的甲亢。妊娠后由于胎盘分泌的促甲状腺激素释放激素（TRH）增加，使甲状腺组织增大，甲状腺激素合成和分泌增加，在早孕期甲亢加重，孕中期、孕晚期可稍缓解。轻症和经过治疗能控制的甲亢患者，一般不影响妊娠。但重症及不易控制的甲亢患者，由于甲状腺素分泌过多，高代谢状态使孕妇体内能量被过度消耗，易引起流产、早产、胎儿宫内发育迟缓（IUGR）、死胎、妊高征、产时宫缩乏力及产后感染等。患有甲亢的孕妇血中有类似促甲状腺素作用的免疫球蛋白可通过胎盘进入胎儿血循环，刺激胎儿甲状腺素分泌，引起胎儿暂时性甲亢（先天性甲亢）。

患有甲亢的孕妇妊娠期需注意休息，避免体力劳动和精神紧张。轻症甲亢孕妇如入睡时脉率在80次／分以下，一般不需要用抗甲状腺素药物。如需用药，应严格掌握用药剂量，剂量不宜过大，不能骤然停药。产后如需要继续用药时，应停止哺乳，因抗甲状腺药物可经乳汁排出，可引起新生儿甲状腺功能损害。

第五章
胎教实施方案

有人认为，教育的第一步是从子宫开始。在女性
怀孕期间，采取情绪、营养、环境、艺术等胎教措施，
不仅可以促进胎儿生理、心理的健康发育，还可以帮助
孕妈咪顺利度过孕期。

胎教一词源于我国古代。古人认为，胎儿在母体中能够感受准妈妈情绪、言行的变化，所以孕妇必须谨守礼仪，给胎儿以良好的影响。胎教，是为了促进胎儿身心健康地发育成长，并确保孕产妇安全所采取的各项保健措施。同时利用一定的方法和手段，通过母体给予胎儿以潜意识的感应教育，使孩子生前就感受到母爱与母亲高尚情操的熏染，使孩子具有优秀的先天素质，为出生后的继续教育奠定良好的基础。所以，古代胎教是朴素的，也是具有心理学依据的。

近代又把胎教分为广义胎教与狭义胎教，实际上胎教的内容应当包括广义胎教和狭义胎教的全部内容。

广义胎教，是指为了促进胎儿生理上和心理上的健康发育成长，同时确保孕产妇能够顺利地度过孕产期所采取的医学、心理、营养、环境、劳逸等各方面的保健措施。有人也把广义胎教称为"间接胎教"。广义胎教实属优境学范畴，而优境学属于促进性优生学范畴，促进性优生学是使优者更优，内容包括人工授精、优境学和基因重组等。孕妇的营养是影响胎儿身体和神经系统发育的多种因素之一，生活环境中的有害因素可致胎儿宫内发育迟缓或器官功能缺陷、智力低下等。孕妇的情绪对胎儿的身体和心理发展成长同样起着很大的作用。孕期用药不当可导致胎儿畸形或造成先天性功能异常。这些广义胎教所涉及的问题均包括在环境优生学的范畴。

狭义胎教，就是根据胎儿各感觉器官发育成长的实际情况，有针对性地、积极主动地给予适宜的信息刺激，使胎儿建立起条件反射，进而促进其神经系统、躯体运动机能、感觉机能健康发展成熟。换言之，狭义胎教就是在胎儿发育成长的各个时期，科学地为胎儿提供视觉、听觉、触觉、运动觉等方面的刺激，如光照、音乐、对话、拍打、抚摸等，使胎儿大脑神经细胞不断增殖，神经系统和各个器官的功能得到合理的开发和训练，以最大限度地发掘胎儿的智力潜能，达到提高人类素质的目的。从这个意义上讲，人们把狭义胎教称为"直接胎教"。所以胎教是临床优生学与环境优生学相结合的实际具体措施。

源远流长的胎教史

目前很多国家都在大力开展胎教的研究，但普遍认为中国是胎教的发源地。在我国古代的典籍中，有关胎教的论述颇多。

西汉刘向的《烈女传》中讲道："古者妇人妊子寝不侧，坐不边，立不跸，不食邪味，割不正不食，席不正不坐，目不视于邪色，耳不听于淫声，夜则令瞽诵诗书，道正事。如此则生子形容端正，才德必过人矣。故妊子之时必慎所感，感于善则善，感于恶则恶，人生而肖父母者……"

贾谊在《新书·胎教》中记有："周妃后妊成王于身，立而不跸，坐而不差，笑而不喧，独处不倨，虽怒不骂，胎教之谓也。"

《医心方·求子》中的胎教之道记述得更为详尽："凡女子怀孕之后，须行善事，勿视恶声，勿听恶语，省淫语，勿咒诅，勿骂詈，勿惊恐，勿劳倦，勿妄语，勿忧愁，勿食生冷醋滑热食，勿乘车马，勿登高，勿临深，勿下坂，勿急行，勿服饵，勿针灸，皆须端心正念，常听经书，遂今男女，如是聪明，智慧，忠真，贞良，所谓胎教是也。"

隋代巢元方在《诸病源候论·妊娠候》中记有"子欲端正庄严，常口谈正言，身行正事"，提出外象内感的胎教理论。

相传孟子之母曾说过："吾怀妊是子，席不正不坐，割不正不食，胎教之也。"

《源经训诂》有"目不视恶色，耳不听淫声，口不出乱言，不食邪味，常行忠孝友爱、兹良之事，则生子聪明，才智德贤过人也"的记述。

传说中的后稷母亲姜源氏怀孕后，十分注重胎教，在整个怀孕期间保持着"性情恬静，为人和善，喜好稼穑，常涉足郊野，观赏植物，细听虫鸣，迤云遐思，背风而倚。"

唐代大医学家孙思邈在《备急千金要方·养胎》一书中记有"调心神，和惰性，节嗜欲，庶事清静"，并阐明了逐月养胎法。

宋代陈自明在《妇人大全良方·总论》中记有"立胎教，能令人生良善、长寿、忠效、仁义、聪明、无疾，盍须十月好景象""欲子美好，玩白璧，观孔雀"。

清代末年的改良派代表人物康有为在他的《大同书》中提出创建"人本院"即"胎教院"的主张。

民国初年著名教育家蔡元培在《蔡元培选集·美育实施的方法》中也提出设立"胎教院"的建议。

综观以上所述，可知我国很早以来一些有识之士便已经注意到优生、优育、优教的重要性，早就有关于胎儿生活在母腹中时能够接受母亲言行感化的朴素认识，已经认识到人的情感活动可以影响脏腑气血功能，并通过母体传递给胎儿。母胎之间是一脉相通的。所以主张孕妇必须"严守礼仪，清心养性""受胎之始，喜怒哀乐，莫敢不慎"等，以预防疾病的发生，避免影响胎儿的正常发育或形成畸形。

国外对胎教的研究　　美国著名胎教专家尼·凡德卡医生自1979年起办了一所"胎儿大学"，至今毕业学员已逾千名，并证实了通过胎教能对胎儿起到一定的良好作用。他认为胎龄 4 个月以上便可接受教育，其教育方法是系统地与胎儿对话等。

南加利福尼亚大学研究小组研制出带有特殊安全装置的麦克风，将其插入孕妇的子宫内，发现胎儿在母体内听到的音乐与外界听到的声音基本相同。

佛罗里达州的约瑟夫妇用"子宫对话"的方法，把爱传给胎儿，先后培养出

4个天才的儿女，智商均在160以上。大女儿10岁便进入大学。他们夫妇在《胎儿都是天才》一书中写道："胎教成功的秘诀就是爱和耐心。"他们总结出了"斯瑟蒂克"胎教法，认为胎儿如同一个新电脑，要勤于输入信息，能促进胎儿智能发育的信息输入得越多越好。

日本索尼音乐艺术会和幼儿开发协会举办了"0岁胎儿音乐会"，即胎教音乐会，目的是让胎儿在母亲腹中能听到外界优雅的音乐。日本著名学者阿部顺一教授主持了"英才制造工程试验"，对127名孕妇进行胎教指导，结果她们所生的孩子中71%智力超常。他编写的《英才之路》一书引起了世界各国的关注。

英国著名小提琴家耶胡迪·梅纽因，在英国胎儿心理学会成立大会上建议，孕妇应对其胎儿唱歌，这能给胎儿以和谐的感觉和情绪上的安宁。英国胎儿心理学会会长米歇尔·克莱门特印证了梅纽因的论点，并说："当把怀孕期间录下来的有母亲歌声的磁带给婴儿播放时，婴儿的反应是十分激动的，因为他们已经有了记忆。"

奥地利的医生用特选的音乐做胎教教材，并追踪观察胎儿出生后的发育情况。认为胎教音乐的旋律、节奏、速度、力度、音色、配器和效果，应该根据孕妇的生理状态和心理特征，有针对性地进行作曲和演奏，并且必须经过医生的鉴定方能采用。

20世纪70年代以后，超声波技术广泛应用于妇产科临床后，使人们对胎儿在子宫内的活动了解得更加清楚了。各国学者利用B超观察胎儿在接受外界各种信号刺激以后的反应，从而更加科学地证明了胎教的作用。

国内有关
胎教的研究

1985年9月，中国心理卫生协会在泰安举办的心理卫生专题讲座学习班上，北京天坛医院妇产科宋维炳教授重新提出了胎教问题，引起了全国与会者的重视。但也有一些学者认为胎教是唯心的，无科学根据。从1985年起，宋维炳主持了有关胎教的研究课题，证实了胎儿有接受外界信号刺激并能作出应答反应的能力；经过音乐胎教的新生儿听神经功能优于未经过胎教的婴儿，但噪声对胎儿脑细胞有损害；光照后胎儿的视网膜和神经无损害性改变；冷光源照射后，胎儿脐动脉、脑动脉血流量均有所增加。经过胎教的儿童，性格活泼、爱唱爱跳的比例与对照组儿童有明显区别。

另外，就是我于1984—1985年，借助B超和胎心监护仪观察了在实施音乐胎教、对话胎教、抚摸胎教等胎教时胎儿的各种表现，对实施过胎教的孩子进行了跟踪研究，并于1986年著有《胎儿与胎教》一书。我对进行过胎教的新生儿进行了行为测评，发现胎教组和对照组比较，在以下几方面表现能力优于对照组：情绪稳定，识哄，识逗，好安慰；听力及注视能力优秀，眼睛亮而有神；手的握力及四肢运动能力强；扶坐时颈部肌肉张力好，抬头、吮手能力强；对音乐敏感。出生后继续坚持"感觉教育"，小儿五大能力（即大运动、精细运动、认知、言语及情绪与社会行为能力）均得以"超常表达"。

一个有趣的胎教实验

1950年，美国心理学家汤普森做了一个有趣的实验。在一个大箱子中，中间用一个门隔开，对5只雌性小白鼠进行实验。

第一步，将5只母鼠放在隔间内，按响蜂鸣器并通上强电流，同时打开隔门，让母鼠跑到无电流的隔间内躲避。如此多次训练，直到母鼠产生条件反射，即使不通电，只要蜂鸣声一响，母鼠们便争相躲避。

第二步，实验交配，使5只母鼠妊娠。

第三步，将受孕母鼠放回曾受电击的隔间中，将通向安全间的门关闭，以后每天给母鼠放蜂鸣声，但不通电，使5只母鼠在妊娠期间始终处于紧张不安状态，一直持续到小鼠出生为止。

汤普森对上述实验母鼠所分娩的30只小鼠与未经过上述实验的母鼠所分娩的30只小鼠进行了比较研究。

第一次，在生后30～40天，将上述两组小鼠放在空地上，按移动距离计算它们在同一时间内的活动量，结果发现实验组小鼠呆板、不活泼，活动量也小得多。

第二次，在生后130～140天，把小鼠放在一条巷道的一端，在另一端放上食物，记录小鼠通过小巷取食的时间。结果发现，实验组小鼠走走停停，左顾右盼，通过小巷取食的时间较对照组小鼠长得多。

这一实验证明，母鼠怀孕后情绪不安，使后代胆小脆弱，情绪易于激动，行动呆板畏缩。

国外一项研究发现，怀孕后焦虑不安的母亲易在分娩时出现问题，甚至会分娩出异常婴儿。

胎教成功的秘诀

（1）怀孕前的准备

选择天时地利人和之时，确保身心健康，精子和卵子优良。如服避孕药，则应在停药半年后再怀孕。

（2）及早确诊怀孕

避免有害因素如X射线、同位素、农药、病毒感染、无意服用有害药物等因素对胎儿的伤害。

（3）定期产前检查

避免孕期发生意外，如有合并症（如心脏病、糖尿病等）及并发症（如妊高征等）要在医生监护下进行相应保健和治疗。

（4）积极参加胎教

准备要孩子前或刚一怀孕就应进"胎儿大学"，学习如何进行孕期保健，如何进行胎教，如何做准父母。0～3个月婴儿保健及教育课应在孕期学习，以免孩子出生后手忙脚乱。

（5）**安全分娩**

胎儿分娩时，一定要积极配合争取自然分娩。尽量不采用剖宫产。不少孕妇错误地认为剖宫产好，常常由于不配合而造成难产。

（6）**参加早教**

出生后要不失时机地进行全方位的感觉教育。

胎教成功的秘诀，是相信胎儿的能力和对胎儿倾心的"爱与耐心"。胎教的各种内容都是围绕一个目的，即输入良性信息，确保胎儿生存的内外环境良好，使胎儿在自然而然中，在无意识探索中健康成长。一切胎教内容都应当在胎儿清醒时进行，而填鸭式、拔苗助长式施教，将适得其反。

了解胎儿的感觉学习能力

○ 触觉、味觉和嗅觉

人的生命实际上是从胎儿时期开始的，胎儿3个月左右就有了触觉。起初，当胎儿碰到宫中的一些软组织，如子宫壁、脐带或胎盘时，会像胆小的兔子一样立即避开。但随着胎儿的逐渐长大，特别是到了孕中期、孕晚期，胎儿变得"胆大"起来，不但不避开，反而会有一定反应，如有时母亲抚摸腹壁时，胎儿会用脚踢作为回报。

3个月的胎儿已经有压觉和触觉，受到刺激时他会有反应。4个月的胎儿有了冷觉。5个月的胎儿知道温热的感觉。7个月的胎儿对疼痛的感觉已十分敏感。

胎儿在4个半月时，就能辨出甜和苦的味道，孕期快结束时，胎儿的味蕾已经发育得很好，而且喜欢甘甜味。羊水中的味道一直没有太大的变化，而且没有胎儿喜欢的甜味。另外，胎儿要到7个月时才有嗅觉。

○ 胎儿的听觉

出生几天的婴儿，哭闹是常有的事，如果妈妈把婴儿抱在左胸前，婴儿很快就安静下来，这种现象也许并未被年轻妈妈所注意，但引起了科学家的深思。原来，胎儿在母体内时就已经习惯了母亲的心脏跳动声及血流声。出生后，婴儿耳朵贴近母亲胸前，这种声音和跳动，把婴儿带回昔日宁静的日子和安全的环境中，这种早已体验过的安全感是任何优美的音乐也无法比拟的。

4个月的胎儿就有了听觉，6个月时胎儿的听力几乎和成人相等。外界的声音都可以传到子宫里，但胎儿对500赫兹～1500赫兹的声音感觉比较舒服，喜欢听节奏平缓、流畅、柔和的音乐，讨厌强快节奏的"迪斯科"，更害怕各种能致命的噪声。8个月的胎儿能够区别声音的种类，听出音调的高低、强弱，能分辨出是爸爸还是妈妈在讲话。

凡是能透过身体的声音，胎儿都可以感知到，这是因为人体的血液、体液等液体传递声波的能力比空气大得多。这些声音信息不断刺激胎儿的听觉器官，并促进其发育，听觉在人体的智力发育中起着非常重要的作用。如突然的高频音响可以使胎儿的活动增加；反之，低频音响可使其活动减少。

早期听觉刺激是胎教的主要方法之一。宝宝在有了听觉之后，他就要不停地听，只要在他的听觉范围内，他便收入耳内产生听觉，传入大脑，留下痕迹，一直到入睡为止。听觉不仅使宝宝可以辨别周围环境中的多种声音，而且凭此掌握人类的语言，婴儿期是儿童语言发展最迅速的时期，因此，听觉的发展在这个时期具有更重要的意义。

注意保护宝宝的耳朵，一些传染病或高热致使内耳受到损害是造成儿童耳聋的常见原因。另外，患病期间要避免使用耳毒性药物，如链霉素、卡那霉素、庆大霉素等。此外，噪声也不可忽视。

○ 胎儿的视觉

胎儿的视觉发育较晚，主要与胎儿在子宫内缺少光线刺激有关。子宫内虽不能说是漆黑一片，却也不适合用眼睛看东西，但是胎儿的眼睛并非看不见东西。从怀孕第4个月起，胎儿就对光线十分敏感，母亲进行日光浴时，胎儿就可通过光线强弱变化感觉出来。胎儿在6个多月时就有了开闭眼睑的动作，特别是在孕期最后几周，胎儿已能运用自己的视觉器官了。当一束光照在母亲的腹部时，睁开双眼的胎儿会将脸转向亮处，他看见的是一片红红的光晕，就像用手电筒照在手背时从手心所见到的红光一样。

对准妈妈腹部直接进行光线照射，有时会使胎儿感到不快。这时，即使胎儿不背过脸去，也会出现惊慌不安。现代医学用超声波观察发现，用电光一闪一灭照射孕妇腹部，胎心率即出现剧烈变化。

刚刚出生的婴儿，视觉并不十分敏感，而且其视野也比较狭窄。他常常只能够看到眼前较近处的东西。他能够在距离自己15厘米～30厘米处分清自己母亲的表情变化。

○ 胎儿的运动感觉

2个月的胎儿就开始在羊水中进行类似游泳的运动了。3个月起，他就会吸吮自己的手指，但是还不够老练，只要是嘴能够碰到的东西，不管是手臂，还是脐带，甚至是脚趾，他都会张嘴去吸吮。3个月胎儿的身体已经能做出反屈、前屈、侧屈和翻转动作，就像一个小小的"运动员"。5个月的胎儿已经具有呼吸、吞咽、排尿等能力了。从5个月起，胎儿每天喝羊水，排小便，靠自己维持生活环境中羊水的平衡。

○ 胎儿的喜怒哀乐情绪

　　尽管对于胎儿产生情绪的时间存在争议，但目前多数研究者认为，怀孕6个月以前，母亲对胎儿的影响大多数是身体上的，怀孕6个月以后，由于胎儿大脑发育成熟，胎儿开始有明显的自我意识，并能把感觉转换为情绪，能感知母亲的喜、怒、哀、乐。当受到外界的压迫时，他会猛踢子宫壁，以示抗议。听到讨厌的声音后，会因为不愉快而躁动，或拼命吸吮手指。

　　日本幼儿开发协会理事长井深大先生曾经利用超声波仪器观察到令人吃惊的胎儿活动。有一位孕妇怀孕17周时，发生了胎膜早破，尽管羊水还很充分，由于孕妇得知破水了，便惊慌失措地哭起来，说："不，不，连胎儿脸都见过了，名字都取好了，可别让他流掉……医生，请你想办法吧！"医生告诉她说："这是假羊水，没有关系！"花费了好长时间进行说服工作，其间一直用仪器监测胎儿动静。从影像来看，胎儿的活动发生了戏剧性变化，开始动作比较缓慢，接着是吃惊般的动作，后来动作越来越奇怪了，出现头部、胸部和腹部抽动，并出现轻微痉挛，最后全身抽搐起来，动作是突发性的，没有连贯性，各部分还有微小活动。另一则案例中一位女性已经30岁了，她一直想要孩子，经过10年，终于怀孕了，她通过超声波看见了胎儿，激动地哭了起来。超声下可见到胎儿一直在慢慢地活动，中间出现了胎心率加快，但没有出现痉挛等特殊动作，而一直是比较舒畅的大动作。

○ 胎儿的性格

　　胎儿和新生儿的差别仅在于其是否经过了分娩这一过程。作为一个有能力的人来讲，两者是一样的。在子宫内，有爱动的胎儿，也有不爱动的胎儿。出生后这些婴儿有不同的个性，有爱睡觉的婴儿，也有睁着眼睛到处张望的婴儿；有手足乱动的婴儿，也有爱哭的婴儿。在哭泣方式上，有像着了火时大声哭泣的婴儿，也有低声长时间哭泣的婴儿。随母体内环境及母子组合不同，婴儿的性格各异。

1984年，我与美国心理学教授布雷寿顿（Dr. Brozelton）研究新生儿神经行为发展规律时发现，即使在出生当天，有的婴儿就能紧紧盯着博士的眼睛，当博士上下左右移动自己的面部时，有的婴儿继续追踪，有的婴儿看了一下就马上不再追踪了；有的婴儿很快就习惯听那些令人讨厌的噪声而很快入睡，有的婴儿对外部刺激十分敏感，总在哭泣；有的婴儿安抚一下马上就停止哭泣，有的婴儿如果不抱起来摇晃，就一直安静不下来，各有差别，令人吃惊。出院1个月后抱回来再次检查，婴儿的性格又会发生变化。例如，有一名出生后一周内曾很有持久力及情绪稳定的婴儿，在外婆家生活1个月后，由于外婆外公过分疼爱，其控制自己的能力减弱，对外界刺激的反应也减弱。类似例子有很多。日本的婴儿由于得到很好的照顾，情绪很稳定，注意力也集中；美国则不同，他们更注重婴儿掌握控制自己的能力。

另外，有观察注意到，在早孕期应用黄体酮保胎的婴儿中，女婴更具有女性特征，而男孩则比较懦弱，值得重视。

○ 胎儿的习惯

胎儿也会有他的生活习惯，主要表现在睡眠与觉醒的交替周期上。虽然生活在漆黑的子宫内，但胎儿通过母亲的生活习惯，能够使用大脑感觉到昼夜的区别。爸爸妈妈不要扰乱胎儿的生活习惯，在他睡眠的时候，千万不要用声音、光亮或是动作去叫醒他，否则胎儿会非常不高兴。

瑞士儿科医生舒蒂尔蔓博士研究发现，新生儿的睡眠类型，与其母亲的睡眠类型相关。博士将孕妇分为早起和晚睡两种类型，然后对她们所生的孩子进行调查。结果发现，早起型母亲所生的孩子，一生下来就有早起的习惯，而晚睡型母亲所生的孩子，一生出来就有晚睡的习惯。

所以，在胎儿出生前，胎儿和母亲就形成了相似的生活习惯。这一研究证明，母亲和子宫内的胎儿存在沟通，出生后母子间的感情沟通是出生前母子间沟通的延续。

○ 胎儿的记忆

胎儿的记忆是惊人的。胎儿就像一台不断被存入程序的计算机，各种信息刺激会被存入，特别是反复的刺激。胎儿不但有记忆，还会产生固定的条件反射，这对胎儿出生后的发育产生很大的影响。

苏联著名提琴家科根曾讲过自己的一段有趣经历。在一次音乐会上，他决定演奏苏联作曲家创作的一首新乐曲，之前他曾在妻子的陪伴下练习过这首乐曲。当时，他的妻子临近产期，不久他们的儿子便出生了。儿子长到4岁时学会了拉提琴，有一天，他突然演奏出了从未学过的一支乐曲，这支乐曲正是那次演奏会上科根演奏过的，而这支乐曲仅在那次演奏会上演奏过一次，后来未再演奏过，也未灌制成唱片，科根的儿子在出生后也从未听到过这支曲子。这实在是不可思议的记忆。

我与美国心理学教授布雷顿（Dr. Brozelton）研究新生儿神经行为时发现，我与教授同时在左右侧呼唤一位刚出生12小时的婴儿，婴儿总把头转向我这侧，教授与宝宝妈妈同时呼唤宝宝，宝宝往往把头转向妈妈一侧。教授认为是宝宝在子宫里熟悉了女性的声音，并产生记忆的缘故。

对胎教的误解

人们对胎教的认识还存在许多误解。一部分人是不相信胎教，认为胎儿根本就不可能接受教育。这是因为这些人还不了解胎儿的发育情况，不了解胎儿的能力。我们说5个月的胎儿就已经有能力接受教育了。但这里所说的教育，不同于出生后的教育，主要是对胎儿输入感官信息，如皮肤的触觉信息，耳的听觉信息，眼睛的视觉信息，舌的味觉信息，前庭与本体觉运动信息（本体觉又称深感觉）。胎教的目的，不是教胎儿唱歌、识字、算算术，而是通过各种适当的、合理的信息刺激，促进胎儿各种感觉功能的健康发育，为出生后的早期教育（即感觉学习）打下一个良好的基础。这样来理解胎教，您是不是认为胎儿有能力接受呢？还有一些人认为，经过胎教的孩子，也不一定个个都是神童。是的，似乎这种说法不无道理。但我们提倡胎教，并不是因为胎教可以培养神童，而是因为胎教可以尽可能早地发掘个体的素质潜能，让每一个胎儿的先天遗传素质获得最优秀的发挥。如果把胎教和出生后的早期教育很好地结合起来，我们相信，今后人类的智能会更加优秀，会有更多的孩子达到目前人们所谓神童的程度。

胎教的主要形式

胎教的形式并不重要，重要的是孕妈咪必须了解胎宝宝生长发育的规律与特点，知道胎宝宝什么时候会干什么，正确安排胎教内容。在实施胎教过程中，首先孕妈咪心态必须是平和、宁静、愉悦的，保证孕妈咪自身是健康的，因为孕妈咪的健康状况会直接或间接地影响胎宝宝的正常发育。实施胎教的任何方式都要确保母亲和胎儿安全。

○ 语言胎教

语言胎教是指准父母通过用亲切、生动、形象的语言与胎儿对话，以此维系父母和孩子的感情，要时刻牢记胎儿的存在，并经常与之对话。父母可以把生活中的一切都对胎儿叙述，这是胎教中最重要与最基本的内容。亲自对话是用爱浇灌亲情的基本方式。可以培养胎儿对母亲的信赖感及对外界的感受力。也可以给宝宝阅读一些文学作品，文学作品的内容一定要正确选择，大多数女性喜欢阅读悲欢离合、缠绵悱恻的小说，孕期常读这类小说会多思多虑，心理负担加重。描写暴力、色情的小说，也会使孕妇恐惧、悲伤、愤恨，应该回避。孕妇最好读一些童话、寓言、幼儿画册，将其所展示的幻想世界，通过孕妈咪的丰富想象传递给胎儿，从而促使胎儿心灵健康成长。

语言胎教的效果取决于夫妻双方对胎儿的态度。因为胎儿4个月就有了听力，6个月胎儿的听力已和成人接近，这意味着夫妻间的高声喧哗、夫妻不和的吵闹声、爽朗欢笑声或充满爱意的窃窃私语等都会被胎儿听到。准父母切不可认为胎儿什么能力都没有，不顾言行，而应当把胎儿当做一个听众，养成和胎儿对话的习惯，别忘记随时和胎儿交流。

那么父母应该如何与胎儿进行语言交流呢？首先要告诉胎儿一天的生活，从早晨醒来到晚上睡觉，你或你的家人做了什么，想了些什么，有什么感想，说了些什么话，这些都要讲给胎儿听。这既是一般常识课，也是母子共同体验生活节奏的一种方法。如早晨起来，先对胎儿说一声"早上好"，告诉他早晨已经到来了。打开窗帘，太阳升起来了，阳光洒满大地，这时你可以告诉宝宝："今天是一个晴朗的好天气。"关于天气，可教的有很多，像阴天、下雨、下雪等，另外外界气温的冷热、风力的大小、湿度的高低等都可以作为胎教的话题。你也可以解释每天习以为常的行为，为何洗脸、刷牙，爸爸为什么刮胡子，妈妈为什么化妆，肥皂为什么起泡沫，吹风机为什么能把头发吹干等，即使一个小小的洗漱间也有着足够让你不间断地每天讲一点的话题。在把思考转变为语言的过程中，你的思维印象变得更加鲜明，胎儿就会逐渐地接收这些信息。

○ 音乐胎教

音乐胎教是指通过音乐对母体和胎儿共同施教的过程。研究显示，胎儿在孕

4～5个月时开始初具听力，尤其是6个月后，胎儿的听力几乎和成人接近。此时，如对胎儿定期实施声音的刺激，如优美的音乐和父母亲的轻声细语等，可以促进胎儿感觉神经和大脑皮层感觉中枢的发育；反复用相同的声音刺激，可在胎儿大脑中形成初浅记忆，使得胎儿出生后听觉较为灵敏，奠定智能开发的基础。妊娠第5个月开始就可以进行音乐胎教了。可以选择胎教音乐，置于距腹部较近处或放在距母亲1.5米的地方母子同听。每天给胎儿听1～2次，每次约15分钟，最好选择旋律优美的钢琴、小提琴乐曲，不要选用刺激性较强的摇滚乐等，音量不要开得太响。为了便于胎儿记忆，每段乐曲重复放10天左右。

音乐的生理效应可以从母子两方面来看。孕妇听了胎教音乐可激发其神经系统，产生神经介质，并随着血液循环渐渐进入胎盘，直至送到胎儿大脑的相应部位，促进其大脑的发育。

至于音乐胎教的方法，无严格的界定和规则。如果能在参加"胎教函授"指导的基础上进行胎教可以避免一些误解和偏差，尤其对文化素养欠缺的孕妇更为重要。只有了解胎儿的发育过程、胎儿的感官发育及知觉能力，准父母才能更积极主动，并有针对性地进行胎教，从而促进胎儿神经系统的健康发展，为胎儿的后天教育打下良好的基础。

音乐胎教的具体方法：

■ 挑选好乐曲，熟悉其内容，理解其内涵和社会背景。欣赏音乐前，孕妇应放松全身，保持心情舒畅，并告诉宝宝一起听音乐。

■ 播放音乐的音量应适中。

■ 欣赏音乐时不要长时间取卧位，以免增大的子宫压迫下腔静脉，导致胎儿缺氧。孕妇取半卧姿态，最好坐在沙发或躺椅上。

■ 欣赏音乐时，应随乐曲产生美好的联想，对宝宝倾注全身心的爱。

■ 乐曲不宜太多、太杂。

■ 给胎儿听音乐时一定要使胎儿清醒，即有胎动时，或轻轻推动腹部使他醒来。

除了给胎儿听音乐外，孕妇给胎儿唱歌也是一种很好的熏陶。孕妇可以随着胎教音乐哼唱，也可以自己给宝宝唱，如摇篮曲等，或教胎儿唱乐谱，唱若干遍。每唱完一个音符稍加停顿，使胎儿有"复唱"的时间。唱的声音不能太大，以免使胎儿感到不安。

○ 抚触胎教

通常妊娠5个月时，孕妇会感觉胎动，准父母可以通过抚摸和轻拍帮助胎儿做体操运动，促进胎儿动作能力的发展。孕妇仰卧在床上，全身放松，用手捧着胎儿，从上而下，从左到右，反复轻轻抚摸。然后再用一个手指反复轻压胎儿，在抚摸时注意胎儿的反应，如果胎儿对抚摸刺激不高兴，就会出现躁动或用力蹬踢，则应停止抚摸。如果受到抚摸后，出现平和的蠕动，则表示胎儿感到很舒服、很满意。抚摸胎教每次5～10分钟。抚摸胎教后可改为对话胎教或音乐胎教刺激，每日1～2次，每次约15分钟。还有一种方法，用手轻轻推动胎体，胎儿出现踢母亲腹壁的动作，这时用手轻拍胎儿踢的部位，胎儿第二次踢腹壁，然后再用手轻拍胎儿踢的部位，出现第三次踢腹壁，渐渐形成条件反射，当你用手轻轻拍胎儿时，胎儿会向着你拍的部位踢去，注意轻拍的位置不要距原来的位置太远，每天1～2次，每次5～10分钟。经过抚摸、轻拍体操锻炼的胎儿出生后，动作发展敏捷灵活，如翻身、坐、爬、站、走以及动手能力都比未经过锻炼的小孩发展得早一些，而且体格健壮，手脚灵敏，动作协调，肌肉较结实。

需要注意的是，有流产、早产迹象者，不宜进行抚摸、轻拍胎教；训练的手法宜轻柔，循序渐进，不可急于求成，每次仰卧的时间不能超过10分钟。如果胎儿以轻轻蠕动作出反应，可继续抚摸；若胎儿用力挣脱或蹬腿应停止拍打抚摸，理想的抚摸时间，以傍晚胎动较多时，或晚上10时左右为好。

情绪胎教

胎儿孕育在母体中，最早接触的声音就是妈妈的心跳和脉搏，从心跳的频率中胎儿能直接感受到妈妈的喜怒哀乐。因此控制情绪，保持心境平和应该是孕妈咪进行胎教的第一步。情绪胎教通过对孕妇的情绪进行调节，使之忘掉烦恼和忧虑，创造轻松的氛围及平和的心境，愉悦的心境可以使母体体液生化环境得以优化，从而优化胎儿的生存环境。另外，好的心态可以通过母亲潜意识的作用，促使胎儿大脑得到良好的发育。根据大量临床调查，在妊娠5～10周内，孕妇情绪过度不安，可能会造成胎儿口唇发育缺陷，如腭裂和唇裂。在妊娠后期，如果孕妇遭受精神打击，如过度惊吓、恐惧、忧伤，以及严重受刺激或其他原因引起神经过度紧张，可能导致大脑皮层与内脏之间的平衡关系失调，引发妊娠并发症，如早产、胎盘早剥、胎儿宫内发育迟缓、妊娠高血压综合征等。所以孕妇在怀孕全程都应当进行情绪的自我调适，始终保持良好的心态。

那么在孕期如何才能保持良好的心态呢？不妨试试以下几种方法：

■ 凡事要往好处想，不要生气，不要着急。

■ 遇到不开心的事情不要放在心上，马上离开不愉快的情境，深吸一口气，闭目一分钟，能即刻感到头脑清醒，全身放松。

■ 跟自己说话，相信有办法解决困难，说话慢一点、平和一些。

■ 按摩太阳穴，用五指尖快速从前发际往后头部梳理，可快速奏效。

■ 面壁并闭眼睛几秒钟，深吸一口气。

■ 多和积极乐观的人在一起，给自己的情绪以积极的感染，从中得到宽慰。

■ 经常到附近环境较好的宁静小路上散步，绿树成荫和宁静的氛围会让一切浮躁远离你。

■ 听自己喜欢的乐曲，翻翻自己喜欢的书籍，冥想一下未来小宝宝的模样，和宝宝说说话。

环境胎教　　　　　　环境胎教，是指年轻夫妇在准备受孕前6个月，就应该开始学习环境安全卫生知识，以利于优化环境，安心养胎。

人类从受精卵—胚胎—胎儿，直到出生瞬间成为新生儿，大约经历280天。妊娠过程中胎儿能否正常生长发育，除了与父母的遗传基因、孕育准备、营养因素有关外，还与孕妇在妊娠期间的内外环境有着密切的联系。尤其在早孕12周以内，胚胎从外表到内脏，从头颅到四肢大都在此期间形成，加上胚胎幼稚，不具备解毒机能，极易受到伤害，特别是孕56天内是环境导致胚胎畸变的高度敏感时期。

■ 塑造成形期的保护

宝宝身体各部位的器官大都是在怀孕早期的5～12周内发生和形成的，比如大脑和神经系统的发育是在受精后15～20日，心血管系统是在受精后20～40日开始形成。而各器官系统的成形时期，往往最容易受到外界的影响，可是这时又正是孕妈咪不能确定自己是否怀孕的时期。由于不知道自己已经怀孕而吃了药或接受了放射线检查的例子很多，所以要特别提醒孕妈咪注意，如果正准备要一个小宝宝，吃药或照X线时，应先确认是否已经妊娠。另外，孕期尽量不要接种疫苗，尤其是在对宝宝影响最大的怀孕早期，一定要回避接种疫苗。

营养胎教　　　　　　给胎儿提供丰富而均衡的营养、保证胎儿发育良好是孕妈咪不能忽视的胎教环节。了解孕期的生理特点，平衡和科学饮食对胎教是至关重要的。

■ 妊娠早期：正处于胚胎细胞的分化增殖和主要器官形成的重要阶段。虽然胚胎生长发育相对缓慢，平均每日增重仅1克，孕妇营养素需要量与孕前大致相同，但大部分孕妇由于出现不同程度的早期妊娠反应，往往使孕妇饮食习惯发生改变，甚至恶心、呕吐、不能进食，影响营养素的摄入。所以，孕早期主要应合理调配膳食，防止严重孕吐。对有轻度孕吐者，要鼓励进食。饮食以清淡易消化为宜，避免油腻食物，可采用少食多餐的方法。尽量选择含优质蛋白质的食物，如奶类、蛋类、鱼类、水果等，也可适量食用一些强化食品以增加营养素的摄入，补充足量的B族维生素可改善食欲。每日至少摄入40克蛋白质、150克碳水化合物，相当于粮食200克加鸡蛋1～2个与瘦肉50克，以维持孕妇的最低需要。严重孕吐会使碳水化合物摄入过少，导致脂肪分解利用过多，产生大量酮体蓄积于孕妇血液中，发生酮中毒危及胎儿。有研究认为，胎儿若吸收了羊水中的酮体可能对大脑发育有不良影响。蔬菜、水果是碱性食物，应尽量食用。在食物的烹调方式上可以多用酸味或制作凉拌菜，以增加孕妇的食欲。多食用些牡蛎、贝类、坚果、花生、芝麻等含锌食物，怀孕前3个月至怀孕后3个月都要按规定服用叶酸，以预防神经系统的畸形。

■ 妊娠中期：此期胎儿生长速度加快，每天增重在8克左右，骨骼、牙齿、五官和四肢都已开始成形，大脑进一步发育。在此其间母亲的妊娠反应已消失，食欲大增，食物的品种和数量都应增加，以保证摄入足够的热能和营养素，但要注意营养的合理搭配，而不是吃得越多越好。这个阶段母亲大量补充优质蛋白质是非常重要的。蛋白质中有动物蛋白，如鱼、肉、蛋、奶，而植物蛋白中的豆制品，也是既经济又实惠，还容易吸收的优质蛋白。无论哪种蛋白，只要保证每天所需的摄入量，胎儿即能健康地成长。因为胎儿身体生长需要蛋白质，脑细胞的增长也需要大量的蛋白质补充，如果蛋白质供应不足，不仅胎儿生长的速度缓慢，重要的是脑细胞的生长、增殖也会受到很大的影响。当蛋白质严重缺乏时，脑细胞数量将比正常胎儿减少60％以上，自然会使智力低下。所以，素食及偏食的孕妇尤其要注意蛋白质的补充。

胎儿生长不只是长肉，骨骼也要迅速增长。一般在怀孕4个月以后，孕妇可能会出现小腿肚子频繁抽筋、腰酸背痛等症状，这些症状与缺钙有很大的关系。所以，在这一时期要多食含钙丰富的食品，必要时应在医生指导下补充钙剂。由于钙的吸收需要维生素D的帮助才能沉积到骨质中，所以补充钙的同时，注意经常参加户外活动，多晒太阳，必要时补充维生素D，但应在医生的指导下服用。食补虽然是钙最好的来源，但因孕妇需求钙量达到1100毫克/日～1200毫克/日，以食物补充很难达到所需要量，所以除每日应喝250毫升～500毫升牛奶外，还应补充钙片1000毫克～1500毫克，同时要注意对含钙较多食物的补充，如鸡蛋、芝麻酱、豆腐、海带等。

另外，孕妇要特别重视补铁，铁是制造血红蛋白的原料。铁的缺乏会对胎儿智力发育造成不可弥补的影响。孕妇直接服用铁剂（如速力菲）是达到生理的需要非常快捷的办法。但由于铁剂对胃肠道有一定的刺激作用，很多孕妇服用后感到恶心、呕吐，甚至出现腹泻，所以一定要在餐后服用，同时加服维生素C，以促进铁的吸收。

■ 妊娠晚期：妊娠最后3个月胎儿生长最快，其体重增长约占整个孕期的一半，而且胎儿体内还需储存一定量的钙、铁等营养物质。为了满足这些需要，孕后期的膳食要增加优质蛋白、钙、铁的摄入量，每日的膳食组成中谷类仍为400克～500克；肉、禽、蛋、鱼增至150克～200克，每周食用2次动物肝脏或动物血，也可按世界卫生组织的建议，每日补充硫酸亚铁300毫克，分3次口服；有条件者，牛乳或豆浆增至440毫升，其他与孕中期相同。另外，饮食中应该混合杂粮及纤维食品，可补充维生素摄入量，预防便秘。有水肿的孕妇要严格控制食盐摄入量。由于孕中期胎儿已经较大，子宫体积增大，孕妇常感胃部不适或饱胀感，此时可少食多餐。

妊娠末期的饮食直接影响孕妇的体重，如果体重增长过多，有可能发生妊娠水肿、羊水过多、妊高征，这时要密切注意血压及蛋白的变化。一旦异常，应及时看医生，及早给予处理。如果体重增长快，出现休息后水肿仍不消失的情况，孕妇首先要减少食盐的用量，每日小于4克～5克，因为盐可以使水分潴留在细胞间质使水肿加重，血管紧张素增加，肾素分泌过多，引起妊高征，严重时会发生抽搐，危及母子生命。

■ 分娩期：是指有规律宫缩开始至胎盘娩出的阶段，此期间孕妇会进行一系列剧烈的体力劳动，必须有足够可口的饮食保证才能完成，所以在产程中应尽量多吃些自己喜欢的、易消化的、热量高的食物，如挂面、米粥、果汁、酸奶、鸡蛋、巧克力等。

艺术胎教

孕期学习一点美学知识，不仅能提高审美能力，培养审美情趣，而且可以美化人的内心世界，陶冶情操，改善情绪，使胎儿置身于美好的母体内外环境，受到"美"的熏陶。

孕妇学习美学知识，不在于学到什么高度，也不一定要参加什么"函授班"，而在于是否从中体验到"美"的感受。学习的内容如庭院布置、宝宝装和孕妇装的设计、编织、烹调技术及美容护肤等，都不乏美学知识。例如，准妈妈在孕初期可以和丈夫一起在庭院里种上西红柿、黄瓜以及花草，在房间贴上美丽聪慧的婴儿像；自己设计缝制宽松而优雅的孕妇装，穿着舒适而高雅；利用家里的旧针织物，给宝宝改做成小衣服；利用闲暇时间，给宝宝织毛衣、毛袜；晚上下班、周末都可以学习新的烹调技术，做上一两道可口的饭菜，供全家享用；学习一些美容知识，了解孕期皮肤特点及化妆品的种类。

有些美术作品要反复体会，经常揣摩，才能品尝出艺术的醇美，步入艺术的境界，才能油然而生美的感受和遐想。欣赏的同时，如能顺便翻阅一下画家的传记或美术史书，就会更添雅兴。有条件的话，可以在卧室挂一两幅名画，或者在床头放几本漫画、幽默画，夫妇俩一边欣赏，一边谈笑，能给生活带来情趣和欢乐；儿童画册也很有趣，放在床头，不时翻翻，也会产生童趣，使人依稀感到宝宝就依偎在身边，由衷地体会到将要做母亲的自豪和幸福。

绘画编织胎教

孕妇进行绘画、剪纸、编织等活动时，也能够给胎儿带来美的感受。心理学家认为，画画不仅能提高人的审美能力，产生美好的感受，还能通过笔触和线条，释放内心情感，调节心绪平衡。画画具有和音乐治疗一样的效果，即使不会画画，在涂涂抹抹之中也会自得其乐，笑在其中。

剪纸也是一种胎教。孕妇可以先勾画轮廓，而后细细剪，别怕麻烦，别说没时间，别说不会剪，因为剪得好坏不重要，重要的是孕妈咪在进行艺术胎教时向胎儿传递了深深的"爱"，传递了"美"的信息。

胎教的实践证明，孕期勤于编织艺术的孕妇，所生孩子"手巧而心灵"。运动医学研究证明，用筷子夹取食物时，会牵动肩、胳膊、手腕、手指等部位30多个关节和50多条肌肉，尤其是"右利者"更是如此。这些关节和肌肉的伸屈活动，只有在中枢神经系统的协调配合下才能完成。管理和支配手指活动的神经中枢在大脑皮层占面积最大。手指的动作精细、灵敏，可以促进大脑皮层相应部位的生理活动，提高人的思维能力。依据这种原理，开展孕期编织艺术，通过信息传递的方式，可以促进胎儿大脑发育和手指的精细动作。

准爸爸也应参与胎教

胎教应由夫妻双方共同进行，由于丈夫是妻子最亲密的人，丈夫的言行举止不仅影响着怀孕妻子的情绪，也影响着腹中胎儿的健康发育。所以说，丈夫在创造良好的胎教环境、调节孕妇的胎教情绪等方面发挥着重要的作用，而且丈夫在与胎儿对话、给胎儿唱歌的过程中，也发挥着无可比拟的作用。

声学研究表明，胎儿在子宫内最适宜听中、低频调的声音，男性的说话声音正是以中、低频调为主。因此，丈夫坚持每天对胎儿讲话，让胎儿熟悉爸爸的声音，这种方法能够唤起胎儿最积极的反应，有益于胎儿出生后的智力发展及情绪稳定。男性这种特有的优势是母亲无法取代的。

研究发现，没有经过胎教的新生儿，对不熟悉的女性逗乐也会表现出微笑，而丈夫逗乐则反而会哭。这正是孩子从胎儿期到出生后的一段时间里，对男性的声音不熟悉所造成的。为了消除孩子对男性包括对父亲的不信任感，妊娠5个月后准爸爸应经常和胎儿讲话。以平静的语调开始，随着讲话内容的展开再逐渐提高声音，不能一下子发出高音而惊吓胎儿。

准爸爸在开始和结束对胎儿讲话的时候，都应该常规地用抚慰及能够促使胎儿形成自我意识的语言与胎儿对话。开场白可以是这样："宝贝（或者叫乳名），我是你的爸爸，我叫×××，我会天天和你讲话，我会告诉你外界一切美好的事情。"准爸爸应将每天的话题构思好，最好在当天的"胎教日记"中拟定一篇小小的讲话稿，内容可以是一首纯真的儿歌、一首内容浅显的古诗、一段优美动人的小故事，也可以谈谈自己的工作及对周围事物的认识，描述人间的真、善、美等。讲话结束时，要对胎儿给予鼓励："宝贝学习很认真，你是一个聪明的孩子，但愿我讲的一切都能对你将来的人生有用。好吧，今天就学习到这儿，再见！"美国佛罗里达州的爱温夫妇进行胎教的实验证明：只要准爸爸一开口讲话，胎儿就以动一下表示反应，十分有趣。

另外，准爸爸在胎教中还应做好以下几件事：

■ 怀孕前的准备：夫妻双方要共同选择妊娠的最佳时机，如工作、学业、经济状况、住房、年龄、健康状况、孩子出生后的教养等问题，如果条件合适，则选择身体、情绪、智力最佳时怀孕，并在妊娠前和妻子共同学习孕期保健知识。

■ 帮助妻子消除紧张心理：妊娠将给妻子带来生理和心理上的变化，情绪容易波动，丈夫无论工作多忙，都要关心体贴怀孕的妻子，将妻子从忐忑不安中解脱出来，使妻子感到幸福快乐。丈夫要豁达开朗，主动承担部分家务，避免妻子从事较重的家务劳动，保证妻子有充分的休息和睡眠。

■ 创造良好的胎教环境：应安排妻子远离噪声和污染的环境，多陪妻子到环境优美、空气新鲜的地方散步或度假；帮助妻子丰富精神文化生活，一起欣赏品位高雅的文化艺术作品，一起欣赏优美、舒缓的音乐，还可以随舞曲跳些轻柔舞步等，以达到愉悦心情、稳定情绪的目的。避免妻子受惊吓、忧伤、忧虑，不看凶杀、暴力和色情刺激的电影电视。

■ 记好胎教日记。胎教日记里应该记录下每天爸爸妈妈为胎儿成长所做的胎教内容，胎儿的反应，准父母的生活动态、重大事件、天气及当天要闻等。胎教日记是"爱"的记录，是胎儿成长的"珍贵史料"，只要准备怀孕，就应坚持每天记录，表示父母对孩子的爱和尊重，当然如果耽误几天，也不要因此而停止。胎教日记以表格形式为好，以免丢项或忘记记录。

■ 学会数胎动次数，听胎心，学会测子宫底高度、腹围，了解胎儿发育状况。

■ 临产前后的责任：帮助妻子消除对分娩的担忧，了解有关分娩的知识，做安产体操，争取自然顺产；准备好住院用品，了解好入院手续的办理；临产后陪妻子度过分娩；产后协助妻子搞好母乳喂养和新生儿喂养；抓紧时机进行出生后继续教育。

记录胎教
美好时刻

妊娠和生儿育女，对女性来说是一种生理过程，尽管有这样那样的不舒适，但都是一种生理变化，而非疾病。妊娠会引起女性体内内分泌系统发生一系列变化，受到体内激素变化的影响，一向沉稳坚强的女性，也可能会变得多愁善感，动辄流眼泪，甚至无理吵闹。情绪感情变得易波动，对孕期知识有了解的丈夫和家人，会理解并能设法帮助孕妇调适情绪，但是除了家人的关心外，自我调节更为重要。

记胎教日记就是一种自我调适的好方法，孕妇最好能养成写胎教日记的习惯。孕妈咪在写日记的时候可以听一些轻松舒缓的音乐，心中冥想胎宝宝的模样，胎宝宝在干什么，在翻身打滚吗，在吮手指头吗，还是在玩脚指头并抓起来舔舔。孕妈咪不妨用手轻轻拍拍肚子看宝宝是否有反应，并且和宝宝进行语言交流。孕妈咪可以把自己的想象写在日记里，天天记录既寄托了对宝宝的无私爱恋，也使自身心灵得以净化，浮躁的情绪得以宁静。

记胎教日记的格式和内容不受限制，孕妈咪的喜、怒、哀、乐以及对宝宝所讲述的事情都可记录，只要是真心想跟宝宝诉说的、真心企盼宝宝的都可以真诚地记录下来。当然，如果能在妊娠的不同阶段，做一些针对性的记录就更好了，如宝宝出生前写写为迎接宝宝出生所做的心理和物质准备，出生后写写育儿纪实和自己的心得及感悟等，想想这是一件多么伟大而有意义的事情啊！

孕妇在孕期往往都会有一种不安的感觉，因此有必要经常不断调整自身。想要达到这个目的，除了参加孕妈咪俱乐部与朋友交流经验，听音乐调适情绪外，另一个比较好的办法就是写胎教日记。写日记可以更加了解自己，同时也会更加理解别人，孕妈咪会平静地面对现实，加深自己对胎宝宝的爱和教养孩子的责任感。与丈夫一起写日记还可以增进夫妻之间的感情，丈夫和妻子将会变得更加亲密，孕妇也会得到一种情绪上的安慰感，这种安慰感会自然而然地提升胎教的效果。

孕妇应该将自己的真实想法坦率地写进日记中，但我们也要注意到，在怀孕期间，孕妇的感受并不仅仅是舒适和幸福，也常会遇到不开心的事情，对此，孕妇首先应该做到坦率地面对它们。一边写日记一边思考，然后让自己的想法逐渐向积极和肯定的方向转变。因为如果孕妇整天愁眉苦脸、焦躁不安，子宫环境也将会跟着越变越差，并最终对胎儿造成不好的影响。这种负面影响常常在孩子出生后持续很久，甚至到成年。

当然，写日记并不像说话那么简单，怀孕之后即使意识到有写日记的必要，也未必知道该写些什么，有的时候甚至会觉得这是一件比以前写作业还要困难的事情。一切胎教方法的根本都是让孕妇内心变得更加愉快，写日记也是一样。记录孩子的成长过程并用爱心去进行写作，这就是它的根本所在。孕妇首先应该买一个自己喜欢的笔记本，把买来的日记本放在最显眼的地方，以便孕妈咪随时都可以记录。孕妇还应该把日记当做自己在怀孕期间最亲密的朋友，与其分享所有的秘密和心里话。

一本好的胎教日记往往涵盖怀孕期间孕妇和孩子的所有身体变化，在刚刚得知怀孕消息的日子，第一次感觉胎动的日子，在B超检查时看到孩子模样的日子，听到孩子心脏跳动的日子等这些特殊的日子里，孕妇可以把自己的喜悦之情一一记录下来。孕妇还可以把在胎教过程中读过的诗句或播放的音乐，自己和丈夫之间的深厚感情以及对孩子的无限期待全部作为日记的内容。

写完一篇日记后，准父母可以用类似阅读童话书的语调朗读出来，胎儿一定会对爸爸妈妈快乐且充满爱意的声音产生好感，这样就起到了胎教的作用。如果孕妇感到写日记压力很大，可以偶尔尝试一下写信的滋味。信写完之后应当像写完日记一样，用舒适的姿势躺下来并朗读给胎儿听，孕妇的声音将向胎儿传递自己的深厚爱意。

另外，为将要出生的孩子在网上做主页也是一个很不错的想法，不习惯使用日记本，夫妻二人可以一起在做好的主页上写下自己的胎教日记。

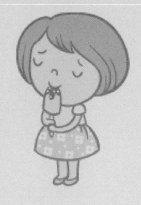

第六章
一朝分娩

　　终于要和宝宝见面了，准妈妈怀着紧张而又激动的心情准备分娩。不要害怕，了解了孩子娩出的过程，自然就会对顺利分娩有信心，再加上准爸爸和其他家人的鼓励，分娩的过程会变得更轻松一些。

分娩前的准备

入院时需要
准备的物品

常言道：“宜未雨而绸缪，毋临渴而掘井。”生孩子亦如此。因为预产期前后两周随时都可能临产，为免到时措手不及，所以应在预产期前两周做好分娩前的准备工作，其中包括：

■ 要确定分娩医院。最好在进行产前保健的医院分娩，该医院最了解孕妇的孕期情况。

■ 问清如何办理住院手续。住院时携带好病历，准备好城镇医保本、生育保险证明、户口本、孕妇本人身份证及现金等。

■ 准备好换洗的内衣、卫生纸（卫生巾）、洗漱用品、巧克力、红糖及饮食用具。

■ 准备好婴儿衣服、尿布以及其他婴儿用品。

妊娠后期应当考虑备妥婴儿所需用品，其中包括以下物品：

■ 尿不湿、尿布。现在大部分选择一次性尿不湿，另外，许多家庭还准备了布类尿布，如用衬衣、衬裤以及床单、被罩等剪成的尿布。尿布要选用柔软、吸水性强、透气性好的纯棉制品，洗净并在阳光下暴晒后备用。

■ 衣服。婴儿出汗多，皮肤娇嫩，所选择的衣料应为吸湿性好、柔软的纯棉制品。穿之前应先洗一次，这样可将衣服附着的一些化学成分洗掉，衣着的式样要简单、方便，颜色以淡色为宜。

■ 沐浴用品。包括专用浴盆和毛巾。婴儿洗澡以清水为宜，必要时用婴儿皂或婴儿专用洗发水和沐浴露。

■ 卫生用品。包括棉棒、纱布、爽身粉、体温计和处理脐带、耳道、鼻孔等用品及一些常用的小物品。

第一胎剖宫产，第二胎还要剖宫产吗

曾经有过一次剖宫产，并不表示下一次一定要剖宫产。孕妇第一胎如果是因为胎心异常、宫缩乏力而进行的剖宫产，骨盆没有问题，会阴、宫颈条件好，临产后宫缩力有力，第二次怀孕完全可以经阴道分娩。不过，医生会根据上次剖宫产的指征对这次分娩方式给予评估，如对本次妊娠胎儿大小、子宫颈成熟情况、孕妇年龄、自信心等情况作出判断。

多走动会引发早产吗

临近预产期时，多走动会诱发子宫收缩，使胎儿提早分娩。认识这一点，对已经到了预产期仍无临产征兆的孕妇特别重要。但是，在怀孕9个月以前，由于子宫感受性很差，少量的运动或刺激一般并不能引起子宫收缩，所以，无须担心走动会引起早产。

生第二胎会发生急产吗

经产妇的产道比较容易张开，所以第二次的生产时间会比第一次时间短。如果第一胎生得快，再次妊娠时常常也生得快。但并不是全部如此，如果两次分娩间隔时间很长（如超过5年以上），这次分娩由于产妇年龄增大（特别是年龄超过35岁以上者），也不一定生得很快。

如果能够定期进行产前检查，根据胎儿先露高低及子宫颈管长短，可事先对分娩快慢作出判断。一般而言，孕妇第二胎应该在出现产兆（不规则子宫收缩或见红）时尽早住院待产，而不要等待出现规则子宫收缩后再住院。如果第一胎生得特别快，一定要注意本次生产有可能发生急产。

孕妇自第39周开始，每天2～3次用拇指和食指对揉捏乳头半小时以上，临产及分娩的时间大多不会超过预产期太多。建议采取的刺激方式：用手指指腹揉捏乳头、乳晕，两乳按摩交替进行，每侧20分钟，一天做3次。上述操作也可由丈夫代劳。

这种自己动手诱引的子宫收缩有时非常强烈，能达到由催产素引起的子宫收缩的效果。因此，在自己动手诱引子宫收缩以前，应首先向医生询问。如出现强烈的子宫收缩，应立即停止揉捏动作，及时住院。

20世纪80年代在国外的产院就有用刺激乳头引发宫缩、促进产程的办法，其方法为：

■ 由产科医生或护士操作。

■ 用振荡器刺激乳头代替人工操作。

孕妇在阵痛开始以前破水称为胎膜早破。由于胎膜早破流水和小便都表现为有水样物流出，所以由孕妇来区分破水和小便显得非常困难。两者的主要区别是：如果是小便流出，流出的水样物较少，孕妇有意控制后不再有水流出。而破水则不同，如果流出的水较多，即使孕妇有意控制，仍见有水流出，这就表明破水了。由于破膜后孕妇阴道内的细菌可上行感染子宫内胎儿，所以需要及时诊断破膜并尽早使胎儿娩出。为防止孕妇分辨有误，在不能确定时，要尽早到医院就诊。

如孕晚期医院鉴定胎儿是臀位或者胎儿头先露未入骨盆，一旦破水建议平卧去医院，防止破水后出现脐带脱垂、胎死宫内等情况发生。

如何分辨分娩的先兆

在分娩之前，往往出现一些预示孕妇不久即将临产的症状，称为分娩先兆，主要包括见红和不规则宫缩（亦称假宫缩）。

在分娩开始前24～48小时，因子宫颈内口附近的胎膜与该处的子宫壁分离，局部毛细血管破裂，孕妇子宫颈管内原有黏液与少量血液相混而流出，称为见红。见红是分娩即将开始的一个可靠征兆，但若阴道出血量较多，超过月经量，则不是见红，而是妊娠晚期阴道出血。孕晚期阴道出血有很多原因，而比较危险的因素常为前置胎盘或胎盘早剥引起的阴道出血，应及时去医院就诊，而且应当由有经验的医生诊治。

假宫缩是另一种分娩先兆，其特点为子宫收缩持续时间短且不恒定，间歇时间长且不规则，宫缩强度不增加，常在夜间出现而于清晨消失，或行走活动时出现，而卧床休息时消失。宫缩只引起轻微腹胀或自觉腹部发硬，无明显腹痛，子宫颈管不缩短及子宫颈口扩张不明显。

见红及假宫缩均属临产先兆，提示不久即将临产，孕妇此时需做好住院准备，待到正式临产后再及时住院。

如何把握临产征兆

临产是分娩过程的起始点，通常也是产妇需要住院的重要标志之一。临产的标志主要包括：规律宫缩，同时伴有子宫颈管展平、子宫颈口扩张及胎儿先露下降。与分娩先兆期的假宫缩不同，临产宫缩的特点为子宫收缩逐渐增强。孕妇表现为下腹部疼痛越来越强，疼痛的间歇越来越短，如每4～5分钟疼痛一次，疼痛持续的时间越来越长，每次下腹部疼痛持续30秒以上。此时，孕妇就需要去医院就诊，如果是第二胎或者经产妇，更要及时看医生，及早住院。入院后，医生做产程进展检查时，可发现子宫颈管展平及子宫颈口扩张，这就意味着真正进入产程。

产程一、二、三阶段

为了更好地观察分娩过程，医学上将整个分娩经过分为三个阶段，即第一产程、第二产程、第三产程。

第一产程是从临产到子宫颈口开全的一段时间，初产妇平均11~12小时，经产妇只需6~8小时。

第二产程是从宫口开全到胎儿生出的一段时间，初产妇需1~2小时，经产妇一般在数分钟内即可完成。

第三产程是从胎儿生出到胎盘排出的一段时间，初产妇与经产妇相似，一般需要5~15分钟。如果胎儿生出后30分钟胎盘仍不排出，则需要由医生用手取出胎盘。

根据以上产程特点，除经产妇（包括进行过中期引产的产妇）外，对初产妇来说，一般均有足够的时间到医院分娩，无须紧张和惊慌。

成功分娩的四大要素

过去将分娩要素归为三点，即产力、产道及胎儿。近年来，发现精神因素与分娩关系密切，故将分娩要素归为四点，即产力、产道、胎儿及精神因素。

（1）**产道条件**

胎儿娩出的通道由骨产道及软产道组成，软产道指会阴、阴道、子宫颈、子宫下段，骨产道指骨盆（由几块骨头组成的盆形装置）。骨盆大小及体形与胎儿能否顺利娩出有很大关系，甚至有时起绝对作用，如入口狭窄、骨盆畸形等，但这不是绝对的，它还与胎儿大小、产力等都有极大关系。妊娠后期通过骨盆测量可以了解骨盆情况。

（2）**产力好否**

主要指宫缩力，其次为腹肌的收缩力。产力在分娩中起重要作用，依靠宫缩力使子宫颈管消失，子宫口逐渐扩张，胎头下降。宫口开全后，由于胎头压迫产生向下用力、屏气的感觉，这时腹肌收缩综合用力，促进胎儿娩出。

（3）胎儿因素

胎儿大小、胎位对于分娩十分重要。胎儿过大可能增加分娩困难。胎位是指胎儿在母体内所处的位置，大约97%为头位、2%～4%为臀位、2%～5%为横位。头位是正常胎位，臀位及横位是异常胎位。即使是头位，由于头的屈伸程度不同，胎头与骨盆的关系不同也有异常情况。一些异常胎位需要在产程中由医生检查发现，并根据情况给予处理。

（4）精神因素

指产妇在分娩过程中的精神状态，紧张、害怕、担心都有可能增加难产的机会。

产道、产力、胎儿及精神四大要素互相制约，互相影响。在产妇的配合下，医生根据情况全面判断，才能使分娩顺利进行。

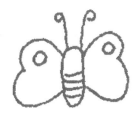

产程中的积极应对

产程中医护
人员的监护

孕妇分娩过程中绝大部分时间（占80％～90％）在待产室度过。顺利度过待产过程即意味着平安分娩，不顺利的待产则意味着难产或手术产。待产过程中医生或助产士要做的工作包括：

■ 听胎心。在第一产程每半个小时用多普勒测胎心率一次，在第二产程每10分钟测一次胎心，还可能在产程中进行胎心电子监护。

■ 阴道检查。第一产程早期每4小时做阴道检查一次，第一产程后期每1～2小时检查一次。

■ 测血压。在产程中每间隔4～6小时测一次血压，血压异常者应缩短测血压间隔时间。

■ 测体温及脉搏。在产程中每间隔4～6小时测体温及脉搏一次，有宫内感染危险因素者应缩短测量的间隔时间。

■ 洗肠。除个别情况外，一般常规在第一产程初期对产妇进行肥皂水灌肠，以促进子宫收缩及排出大便，减少分娩过程中大便污染。

产程中孕妇
要做的事情

（1）**饮食**

初产妇的平均产程为12小时，少数产妇的总产程可达到16～20小时。因此，孕妇在待产过程应少量多次进食，吃高热量易消化的食物，并注意摄入足够的水分，以保证有充沛的精力及体力，帮助胎宝宝顺利娩出。

（2）**排尿和排便**

临产后，产妇每2～4小时小便一次，以免膀胱充盈影响子宫收缩及胎头下降。特别是在第一产程早期要按时排解小便，这是因为第一产程早期占整个产程的时间最多，如果在此期间未按时解小便，到第一产程晚期，由于胎头下降压迫膀胱，可能会造成排尿困难，这时常需通过导尿来排空膀胱，容易造成泌尿系统感染。由于在第一产程初期进行过洗肠，产妇一般不存在排便困难。

（3）**活动和休息**

临产后，若孕妇宫缩不强，未破膜，可在室内适量活动，这有助于促进产程进展。初产妇在宫口接近开全或经产妇宫口开大4厘米后，则应卧床待产，以左侧位为好。精神紧张及宫缩频繁的产妇，应做深呼吸，千万不可大喊大叫，以免消耗体力。

（4）**产妇的自我放松操**

产程中产妇的自我放松目的：

■ 振奋精神，提高自信心。

■ 缓解紧张，减轻疼痛。

■ 配合产程，保护产力。

■ 促进顺产。

自我放松操方法：

■ 胸式呼吸：

动作要领：仰卧位稍向左侧，以鼻吸气，扩胸，吸满后慢慢吐气，每分钟15次。适于第一产程，可以镇定精神，愉悦情绪，减轻疼痛。

■ 腹式呼吸：

动作要领：体位同上，双腿屈膝，深吸气，鼓起腹部，吸满气后缓慢呼出，腹部随之放松。适于宫缩强时，每分钟15次。

阴道检查或肛门检查是医生或助产士了解产妇产程进展情况的一种方法。通过阴道检查或肛门检查可了解子宫颈口扩张情况及胎头先露下降情况。在第一产程初期每4小时查肛一次，在第一产程后期每1～2小时查肛一次。

查肛时通常要求产妇平卧，两腿屈曲分开。医生或助产士戴手套，食指蘸肥皂水或润滑油后，轻轻伸入直肠内检查。

国外采用阴道检查了解宫口扩大及胎头先露下降情况，而不用肛门检查，目前，国内许多医院正在用阴道检查代替肛门检查来了解产程进展情况。通常在用消毒液消毒外阴后，从阴道伸入食指和中指，检查子宫颈口扩大情况及胎先露下降情况。另外，通过阴道检查还可了解产妇骨盆情况，决定分娩方式。

胎膜是将胎儿与母体隔开的膜性组织，通常由三层构成，即羊膜层、绒毛膜层及蜕膜层。羊膜层在靠近胎儿一侧，蜕膜层紧贴在子宫一侧，绒毛膜层在羊膜层与蜕膜层之间。在胎膜破裂之前，胎膜在子宫腔内形成一完整腔（称羊膜腔），其内充满羊水及胎儿。在羊膜腔内，胎儿一边吞咽羊水，一边又通过排出尿液形成新的羊水，进行羊水循环。

胎膜破裂一般发生在第一产程末，即在子宫颈口接近开全时发生胎膜破裂，胎儿先露前的羊水（称前羊水）流出，前羊水量一般为100毫升左右。如果胎先露固定（即胎儿已入盆），在前羊水流出后，羊水即不再大量流出，因而不会出现"羊水流干"的情况。

胎膜在临产前破裂称为胎膜早破，由于破膜后羊膜腔与阴道相通，如果短期内不分娩，则容易发生阴道内及外界的细菌上行感染，造成产妇及胎儿或新生儿感染，因此，医院要求在破膜后24小时内结束分娩，并在破膜后12小时开始应用抗生素预防孕妇及胎儿感染。

在公共场合破水怎么办

在妊娠晚期，很多孕妇担心会在公共场合破水，认为破水时会有大量羊水流出，那个场面将十分尴尬，但事实并非如此。首先，阵痛开始前破水并非常见，至少少于50％。羊膜一旦破裂，除非孕妈咪是躺着的（这种情况在公共场合并不多见），否则羊水流出量不会很多。当孕妈咪步行或坐下时，胎儿的头部会堵住子宫颈口，就像酒瓶上的软木塞一样。其次，即使突然羊膜破裂，羊水流出，可以肯定周围的人不会对你指指点点，相反，他们会向你提供帮助。

有的孕妇在阵痛前，前羊水流出，孕妇并无羊水涌出的感觉，只觉得有股水流缓缓流出，或持续，或间歇。这时，一定要去医院看医生，以确定是否破水，破水后一定要住院，不能自觉流水不多而麻痹大意。

另外，在怀孕最后几周不妨使用卫生巾，这不但使你有安全感，而且孕后期白带增多，有助于保持会阴清洁。

丈夫陪待产好处多

陪待产，是指产妇临产后，丈夫或其他家属可进入产房陪伴产妇。为什么要实行陪待产呢？

对于大多数产妇来说，生孩子是一个生理过程，这个过程能否顺利，很重要的一点取决于产妇的心理状态。产妇住院后与家人隔绝，突然置身于医护人员之中，容易感到紧张，尤其是初产妇，对分娩缺乏了解，更易产生恐惧心理。这种心态本身就可使顺产变成难产，对分娩进展很不利。分娩时产妇最希望丈夫陪伴，丈夫也是陪待产的最佳人选。丈夫陪待产可增强自身的责任感，亲身体会妻子十月怀胎一朝分娩的辛苦经历，加深夫妻感情，增强"护妻教子"的责任。

为了让广大产妇享受人性化的医疗保健，近年来，国内有些医院学习先进国家的方法，开展了陪待产的尝试。实践证明，陪待产有利于产妇的心理保健，深受女性欢迎。但是，孕晚期丈夫最好和妻子一起学习了解分娩的相关知识，否则有些丈夫因对分娩知识缺乏了解而精神紧张，反而会使妻子更加紧张，不利于产程进展。

什么是自然分娩法

"自然分娩法"由英国的学者里德提出，以后在美国、苏联等国也相继推广应用，其要点主要包括以下三方面：

■ 孕期教育：介绍妊娠和分娩的基本知识，消除产妇对分娩的恐惧。

■ 锻炼助产动作：如分娩时的呼吸配合，下肢和腹部肌肉的配合，以及腹壁按摩、压迫止痛方法等。

■ 照顾和支持：实行陪待产制度，在各产程中给产妇精神鼓励，使其完全消除顾虑和恐惧。接生者随时说明产程进展情况，指导产妇运用孕期学到的助产法和其他方法。

英国学者里德报道推行自然分娩法以后，产程比对照组平均缩短3~5小时，手术产及产后出血也明显减少，新生儿窒息极为罕见。

什么是导乐式分娩

"导乐"（Doula）是希腊语的译音，表示一位女性照顾另一位女性。导乐式分娩是指一个有爱心、有分娩经历的女性，在整个产程中给产妇以持续的生理、心理及感情上的科学支持。有人调查发现，有98％的产妇在分娩过程中有恐惧感，100％的产妇期望在分娩时有家属陪伴。临床实践证明，陪待产有利于减轻产妇焦虑，缓解紧张情绪，可使产程缩短，产后出血量减少。

但进一步研究发现，由家属陪待产不能给产妇以持续支持，约30%的陪伴者（丈夫居多）随着产程进展，他们往往比产妇还要紧张、焦虑及焦躁不安，从而加重了产妇的恐惧情绪，使其对分娩失去信心，反而影响了产程进展，造成难产。由丈夫陪待产常常还会出现奇怪现象，孕妇希望自己生产，而丈夫却四处找关系，要求剖宫产结束分娩。

在导乐式分娩中，产妇由有分娩经验的、心态健康的、服务热心的导乐陪伴，实行一对一服务，使产程在无焦虑、充满热情关怀和鼓励的气氛中进行。

有资料显示，导乐式分娩可使剖宫产率下降50%，产程缩短25%，需要催产素静脉滴注者减少40%，需用镇痛药者减少30%，产钳助产率减少40%，母婴并发症率也明显减少。

导乐式陪待产的方法

（1）谈心方式

亲切地交谈，了解产妇在孕妇学校所学的有关妊娠和分娩的知识，减轻分娩疼痛，教产妇配合产程，掌握情况；讲解产妇身体各个系统已为分娩做好了准备，使产妇对分娩充满信心。

（2）采取各种方法使产程按正常节律进行

教会产妇如何在宫缩期间分散注意力，如何运用深呼吸、按摩法、压迫法放松全身，减轻疼痛；第二产程运用呼吸法，进行穴位按摩并轻轻敲击产妇肩、手、脚，帮助产妇更换和改变体位，使产妇处于最舒适状态；鼓励产妇进食和饮水，保持足够的营养和能量；利用胎心监护的节律声音，使产妇听到胎儿有力的胎心音，加深做母亲的幸福感和责任感。

（3）密切观察产程进展

让产妇了解目前产程进展情况，及时发现产程异常。导乐作为医生和产妇间的桥梁，使产妇由被动转为主动，提高产妇对产痛的耐受力，激励和鼓励产妇形成良好的心理状态。

（4）**必要时酌情给予一定的镇静剂或镇痛剂**

产妇在生产的过程中医生会根据具体情况酌情给予一定的镇静剂或镇痛剂减轻分娩疼痛。

什么样的人可以成为"导乐"

"导乐"可以是医务工作者，也可以是从事其他工作的人；可以是志愿者（不收取报酬），也可以是收取一定报酬的人。但由于过去的基本国策是一对夫妇只生一个孩子，导乐通常也只有一次分娩经历。为此，在我国能担任导乐的人最好是产科医生或助产士，或收取报酬的志愿者。此工作需要爱心、耐心，需要全身心的投入，每担任一次导乐就好像经历一次分娩。故导乐这一角色应在自愿的条件下，经过一定时间的培训并在工作中不断地交流总结，使自己具备以下条件：

■ 热爱导乐工作，富于爱心与责任心。

■ 善于与不同类型的人沟通交流。

■ 具有帮助产妇渡过分娩难关的能力。

■ 身体健康、熟悉分娩过程。

■ 善于适应不同的工作场所及工作时间的人。

产程中的按摩

分娩，常使初产妇既兴奋又紧张，产程开始后规律的宫缩和宫口扩张导致的阵痛又常使产妇焦虑不安。精神紧张不仅增加了疼痛的程度，而且导致产程延长，给产妇和胎儿带来各种并发症。

分娩是一个自然生理过程，孕妇常常由于心理准备不足、缺乏经验及疼痛等原因，在分娩产程中焦虑不安、叫喊哭闹。医学工作者不断探索各种方法来减轻产妇的疼痛和焦虑。以往采用的各种镇静剂和麻醉剂，会给胎儿带来一定的影响。新近推出的一种新的减痛分娩法——按摩，在临床上得到了广泛应用。它大大减轻了产妇的疼痛，使整个分娩过程处于轻松状态，让产妇的注意力不集中在对疼痛的反应上，而转移到与医护人员的密切配合上。

按摩能使引起产妇疼痛和焦虑的激素（儿茶酚胺、肾上腺素等）水平下降，使产妇放松、安静、增加自信心，从而取得较好的镇痛效果，使总产程缩短，顺产率增加，住院天数减少，还可减少硬膜外麻醉镇痛的使用，最重要的是能改善产妇的心境和情绪，使产妇处于最佳状态，减少产后抑郁。

了解拉梅兹分娩法

拉梅兹生产方式首创于苏联，最后被法国的拉梅兹所采用。目前，拉梅兹生产方式在俄罗斯、美国及英国广泛应用。拉梅兹认为，不管产妇多么放松，都会感到分娩疼痛，此时产妇可通过以下方法减轻分娩疼痛：

■ 了解分娩知识可减轻或消除分娩疼痛。

■ 学习如何放松自己，注意自己的变化有助于克服分娩疼痛。

■ 每次宫缩时，通过练习分娩呼吸来分散注意力，从而减轻分娩疼痛。

产程中的胎儿电子监测

这是记录胎儿心搏及子宫收缩的仪器，运用该仪器的过程称为胎儿电子监测。对胎心及宫缩进行监测，分为胎儿外监测和内监测。外监测时，将胎心探头和宫缩探头用皮带环绕孕妇腹部固定，宫缩和胎心通过导线输入监护仪主机再记录在记录纸上。内监测精度更高，但需要在破膜及子宫颈口开大到2厘米～3厘米时进行。将宫内压测定探头经宫颈放到宫腔内，将胎心电极通过电极环固定到胎儿头皮上。

通常在怀孕35周以后即可进行胎儿电子监测。在临产前的监测为无宫缩应激试验（NST），反映胎动和胎心的关系。如果胎动后有胎心率加速（即胎心率加快），为有反应型NST，提示胎儿在子宫内健康；如果胎动后无胎心率加快或每20分钟内无胎动或胎动次数少于3次，为无反应型NST，可在适当休息后复查，如多次出现无反应性NST，则提示胎儿在子宫内可能缺氧。在临产后的监测为宫缩应激试验（CST）或催产素应激试验（OCT），反映宫缩和胎心的关系。如果宫缩后无胎心率减慢，提示胎儿在子宫内健康；如果宫缩后连续出现胎心率减速（胎心率减慢），为CST或OCT阳性，提示胎儿宫内缺氧。如果子宫颈口尚未开全，常需剖宫产终止妊娠；如果子宫颈口已经开全，常需产钳助产，使胎儿脱离缺氧状态。

如果有条件，应对所有孕妇进行胎儿电子监测。

产程中的胎儿监护

"十月怀胎，一朝分娩"，分娩时间虽不长，但胎儿的情况瞬息万变，产程中加强监测，可及时发现胎儿异常情况，并及时处理，以减少胎儿、新生儿死亡的概率。

产程中最基本的监测是听胎心，一般半小时听一次。正常胎心120次/分~160次/分，均匀、有力。胎心变慢或变快都是不正常的，需要根据情况给予处理。

羊水的性状也可以反映胎儿宫内的情况。正常羊水是清亮的，如呈黄绿色或混有胎便则说明胎儿宫内缺氧，医生会及时处理。

胎儿监护可连续观察产程中胎心变化，并将胎心变化与宫缩的关系记录在描记纸上。医生根据图纸上的胎动次数、宫缩与胎头的关系判断胎儿宫内的情况。

通过产程中对胎儿进行监测，会大大降低死产的发生，减少宫内发育不良情况对胎儿的影响。

产妇应如何配合医生接生

在胎儿娩出过程中不仅需要医护人员接生，而且需要产妇的密切配合。分娩是需要消耗体力的，产妇应抓紧宫缩间隔时间补充能量，稍事休息。产妇产程中应进行以下配合：

■ 调整呼吸。第二产程的呼吸特点为屏气呼吸。宫缩前吸气，宫缩高峰时屏气用力，闭口不要漏气。呼吸的频率不宜过快，10～15次／分为宜。快而深的呼吸虽增加每分钟通气量，但易出现过度通气状态，血液中二氧化碳急剧排出，引起一过性脑血管挛缩、脑缺血，导致不适、头晕，甚至四肢麻木。

■ 正确用力。胎儿娩出前，由于胎头压迫盆底肌肉，产妇有排便感觉，并且不由自主地向下用力，像排大便一样。产妇在宫缩时正确地用力，增加腹压对分娩至关重要。有时因会阴部撕裂的疼痛影响产妇用力，这时产妇要精神放松，接生人员已做好接生准备，会尽量保护会阴，帮助胎儿顺利娩出。

■ 宫缩疼痛时切勿大声喊叫、哭闹，应按医生指导用力。

在家紧急分娩该怎么办

■ 产妇应尽量保持镇静，家人迅速找医生或接生员接生。

■ 产妇应用哈气方式呼吸，以防胎儿急速娩出。

■ 在准备分娩期间，要安慰孕妇，使其充满信心。

■ 如果时间允许，用清洁剂或肥皂水清洗会阴部，接生者的双手也应进行消毒。

■ 在臀部下面垫上干净的毛巾和折叠的衣服或枕头，以便使产妇臀部抬高，有利胎儿肩膀娩出。

■ 保持分娩地面干净。

■ 当胎儿头部生出后，告知产妇哈气（不是用力），必要时反向压迫，以免胎头生出过快。

■ 胎头娩出后，挤出胎儿口腔内的黏液和羊水。

■ 用双手托住胎头，并轻轻下压，同时让产妇用力，把婴儿肩膀娩出。然后小心把胎头抬高，再把胳膊下半部分娩出。之后，胎儿的其他部位可自然滑出。

■ 用干净的衣物把婴儿包住。

■ 不要尝试用牵拉脐带方法娩出胎盘。如果在医生到来前胎盘已经娩出，用毛巾把它包住。尽量不要把脐带剪掉。

■ 在医生到来前，要为产妇和婴儿保暖。

■ 在医生监护下，送医院消毒处理脐带，给新生儿检查身体。

急产及急产可能发生的问题

产妇通常会有数小时、数天甚至数周的无痛性子宫收缩，使子宫颈慢慢变短和扩张开来。有极少数孕妇，临产后子宫颈扩张极为快速，在几分钟内即完成，这种从临产到分娩结束在3小时内完成的情况称为急产。一般情况下，在短时间内分娩本身很少对胎儿产生影响，但在少数情况下，由于子宫收缩过强可造成胎儿子宫内缺氧，发生新生儿窒息；或因分娩过快，产道（包括会阴、阴道及子宫颈）来不及充分扩张，来不及准备接生，可导致会阴、阴道及子宫颈裂伤或因新生儿坠地而造成新生儿颅内出血、骨折或外伤；或因缺乏有效消毒造成产妇和新生儿感染。

为预防急产，凡有急产史的产妇、经产妇，尤其是胎先露过低者，在距预产期1～2周时不要外出远行，有条件者最好提前住院。临产后发现子宫收缩过强者应尽早就诊。

会阴侧切术是会阴切开术的一种，是产科常见的助产手术。尽管女性阴道内有许多黏膜皱褶和弹性纤维，妊娠后在激素作用下增加了弹性和扩张性，分娩时利于胎儿自然娩出，但毕竟有些情况下胎儿通过阴道有困难，有可能造成会阴裂伤，严重裂伤可累及直肠，造成不良后果。因此，会阴侧切术是对会阴组织的一种保护措施，避免造成会阴的严重裂伤。同时，会阴侧切术可减轻产道对胎儿脑部的压迫，减少新生儿颅内出血等症状发生。

会阴侧切术适用于以下情况：

■ 会阴组织弹性差，胎儿较大。

■ 产妇患心脏病、妊娠高血压综合征等并发症，需要缩短第二产程。

■ 防止早产儿发生颅内出血。

■ 应用产钳或胎吸助产术者。

产钳助产术是产科常用的解决难产的手术。产钳由金属材料制成，分为左、右二叶，产钳的设计是十分科学合理的。正常情况下，产钳的左、右二叶分别放置在胎儿的耳部，医生依靠均匀用力，帮助胎儿娩出。顺利的产钳助产对新生儿没有不良影响。目前临床已经不再提倡在胎儿头位置比较高的情况下使用产钳助产，绝大多数情况都是低位产钳助产，因高位产钳助产造成胎儿损伤的概率相对高一些。

产钳对母体损伤小，使用方便，术前不需要复杂的准备，只需会阴局麻下行侧切术。产钳是用于第二产程的助产方法。第二产程宫口开全，胎头位置比较低，此时，如果出现紧急情况，如胎儿宫内窒息，胎心出现异常，产妇出现功能衰竭、宫缩乏力时可行产钳助产术结束分娩。而行剖宫产则有许多不利条件，因此产钳是剖宫产所不能代替的助产方法。产钳助产术适用于以下情况：

■ 第二产程延长。

■ 胎儿宫内窘迫。

■ 产妇患有某些合并症，如心脏病、妊高征等。

■ 产妇功能衰竭，宫缩乏力。

新式剖宫产术与古典式剖宫产术

新式剖宫产术较古典式剖宫产术的优势在于，手术简便、快速、损伤较小，经耻骨联合上切口，于子宫下端切开子宫，取出胎儿，手术一刻钟左右即可结束。但是，剖宫产术毕竟是一次手术，相对顺产孕妇出血较多，晚期产后大出血发生率较高，术后伤口感染问题，术中脏器损伤等并发症相对要高；新生儿未经产道挤压，产后可能出现湿肺、睡眠困扰等问题。所以，剖宫产是不得已而为之的措施，孕妇不可轻易放弃自然产，而坚决要求剖宫产。常见的剖宫产手术适应证如下：

■ 头盆不称。

■ 软产道异常。

■ 子宫收缩无力，经处理无效，出现产程延长。

■ 胎位异常，如横位。

■ 产前出血。

■ 有剖宫产史。

■ 引产失败。

■ 高龄初产（产妇年龄大于35岁）。

■ 初产臀位。

■ 产妇心衰。

■ 胎儿宫内缺氧。

■ 脐带脱垂。

■ 子宫先兆破裂。

产妇不宜轻易做剖宫产

近20年来，特别是近10年来，我国剖宫产率的上升速度很快，由5％～7％上升至20％～30％，有些产院剖宫产率甚至在40％～50％，而发达国家的剖宫产率则在15％左右。

剖宫产助产术是由于骨盆因素、母体因素、胎儿因素、产程中的突发因素等情况下采取的助产措施，绝不是理想的分娩方式。那么，为什么近年来剖宫产率这么高呢？

■ 某些人误认为剖宫产简单快速，产妇不必遭受阵痛之苦，胎儿不必遭受产道挤压之苦，是生孩子的捷径。

■ 误认为剖宫产孩子头部不受挤压，会使孩子更聪明。

■ 相当部分夫妇希望择时分娩，以求得吉利的生辰八字。

■ 产妇以及家属的纠缠，大夫又怕万一产程不顺遭到报复，如此等等。

事实上，没有医学指征的剖宫产不论对产妇还是对新生儿都是不利的。有资料显示，剖宫产产妇死亡率大大高于阴道产者，剖宫产新生儿死亡率也高于阴道产者。剖宫产新生儿肺部没有经过产道挤压，肺组织含肺液量多，容易发生湿肺与肺不张。新生儿体内免疫因子低于正常分娩的新生儿，容易患病。日后，剖宫产儿还容易在不同阶段出现违常的行为问题，即"剖宫产儿综合征"。除此以外，剖宫产产妇还会有麻醉意外，脏器损伤，伤口感染及产时、产后出血，甚至于出血过多不得已切除子宫的可能。因此，剖宫产的适应证要由医生慎重把握，不能轻易做剖宫产手术。

剖宫产术后的身体恢复

剖宫产是产科的常见手术之一，随着医疗技术水平的提高，新式剖宫产的并发症也较以往古典式剖宫产有所降低，而且产妇和医护人员的观念也在更新。

为了促进产妇早日康复，应注意以下几个方面：

■ 鼓励产妇在术后12小时就下床活动，不但可以促进肠蠕动，对预防术后并发肠炎、肠粘连也有好处。

■ 及早开始进行产后第一周的体操以促进尽早恢复。

■ 产妇排气通畅后应及早进食营养丰富且易消化的食品。

■ 伤口换药并不能促进伤口的愈合，只起到杀菌作用，所以不必换药太勤。

■ 剖宫产切口多为耻骨联合上横行切口，一般于术后5天可拆线，也有使用美容线进行皮肤缝合的，可于术后4天出院，不需拆线，这要根据剖宫产的方式及做手术医生的方法而定。出院后切口不必再盖敷料，出院后洗淋浴也没有问题。

引产及引产方法

引产是因孕妇或胎儿原因，通过一定方法引起子宫收缩而结束妊娠的过程。需要引产的常见原因有：孕妇患有妊娠高血压综合征、妊娠合并肾脏疾病、妊娠期糖尿病，胎膜早破及胎儿宫内缺氧等。常用的引产方法有：催产素点滴引产法、前列腺素（阴道放药）引产法及人工破膜引产法。其中以人工破膜并催产素静脉点滴引产法最为常用。

孕妇取膀胱截石位（即妇科检查的体位），按常规消毒外阴。医生在检查了解骨盆情况及子宫颈成熟情况后，右手食指和中指伸入宫颈管内扩张子宫颈口，然后用长针刺破胎膜或用血管钳夹破胎膜，使羊水流出。很多孕妇在破膜后可自发产生子宫收缩，如破膜后1小时仍无子宫收缩，则需静脉点滴催产素引产。

无痛分娩法及产生分娩疼痛的因素

自古以来，分娩总是和疼痛联系在一起，人们一直希望找到解除产痛的方法，近代产科也十分重视产时镇痛问题。无痛分娩法大体可以分为四类：心理无痛分娩法、药物无痛分娩法、针刺麻醉法、气功法。

心理无痛分娩法是1933年英国医生里德提出的学说。他认为，产妇对分娩产生恐惧和不安，身体的肌肉就变得紧张，影响产程的进展，在这种恶劣的条件下疼痛越来越严重。为了消除对分娩认识不足而进行产前教育和为消除身体紧张而进行一些辅助练习动作，这样有95%的孕妇能比较轻松地分娩。1949年又出现了巴甫洛夫条件反射学说的精神预防无痛分娩法。通过产前教育使产妇理解妊娠分娩，通过妊娠期体操锻炼肌力，通过呼吸法辅助练习达到无痛分娩的目的。近年来，我国也开展对产妇产前教育，并且开展导乐待产，这些方法对于消除产妇的恐惧和紧张情绪有明显作用。

药物无痛分娩法主要分为全身麻醉和局部麻醉。部分对疼痛敏感或患有某些合并症的产妇，可使用药物镇痛。麻醉对产程及新生儿的影响正在不断研究。针刺麻醉法及气功镇痛法也在不断尝试之中。

产生分娩疼痛的因素在临床观察中证明，分娩疼痛与产妇的精神状态有密切关系，恐惧（怕难产、怕失血、怕手术）、焦虑、疲惫、缺乏信心以及周围环境的不良刺激，如其他产妇的喊叫声、医务人员的不文明语言和不良服务态度等，都能增加产妇的痛感，以致对轻微疼痛产生强烈的反应。严重疼痛会使子宫收缩和子宫颈口扩张的协调关系失去平衡，从而导致产程进展异常。因此，对严重疼痛的产妇，常需要采取措施，减轻或消除疼痛，以使分娩过程顺利进行。

椎管内麻醉的应用

椎管内麻醉包括蛛网膜下腔阻滞、硬膜外阻滞和骶管阻滞三种方法，它们是通过阻滞骶、腰、胸各段的脊神经而达到分娩无痛。在各个产程阶段，由于疼痛来源不同，必须按照疼痛的神经传导途径不同，阻滞相应的节段。在第一产程，以消除宫缩疼痛为主；在第二产程，以消除会阴部疼痛为主。

目前最常用于分娩止痛的椎管内麻醉为硬膜外阻滞麻醉。麻醉后产妇宫缩时仍有感觉，但疼痛明显减轻，在整个产程中，产妇能安静休息。到第二产程，受麻醉影响，宫缩时产妇缺乏向下排出的迫切感，有肛门及会阴部坠胀感。由于腹直肌及肛提肌松弛，产妇常常屏气乏力，需要阴道助产的机会明显增多。因此，采用硬膜外麻醉阻滞止痛适用于有妊娠并发症者。

另外，椎管内麻醉可引起产妇血压波动，因此需要对产妇血压等生命体征进行严密观察，并需要有一定经验的麻醉医生来操作，目前已在临床上广泛应用。

产程中的分娩呼吸法

分娩呼吸法是临产及分娩过程中所采用的呼吸法。练习分娩呼吸法有以下好处：

■ 可以缓解分娩疼痛，使分娩顺利进行。

■ 增加血液中的氧气，产妇和胎儿都会感到舒服。

■ 将注意力都集中到呼吸上，可以避免腹部或其他肌肉徒劳用力，并且有助于宫颈口扩张。

产程中不同阶段分娩呼吸法的要点如下：

第一产程潜伏期（临产到宫口开大3厘米）

■ 宫缩来临时，先深呼吸一次。

■ 用鼻子吸气，然后用嘴缓缓吐出。

■ 宫缩终了时，深呼吸一次，务必放松全身。

■ 尽量以平常心理度过这一时期，将体力留着以后用。

第一产程活跃期（宫口开大4厘米到宫口开全）

■ 宫缩来临时深呼吸。

■ 不要吸气太多或呼气太多，吸气与呼气的量相等。

■ 轻呼气时1次、2次或3次均可，选择最容易做到的方式。

■ 深呼气时，就像要吹熄蜡烛一样，将气完全呼出来。

■ 眼睛注视一个点，仔细听自己的呼吸声。集中注意力，让呼吸有节奏感，与子宫收缩节奏相配合。

■ 在宫缩间隙期，一定要全身放松休息。

第二产程（宫口开全到胎儿娩出）

■ 首先做两次深呼吸，第三次时屏住气，向肛门方向用力，像解大便一样，用力时间越长越好。

■ 感到比较难受时，中间可以休息一下，一次宫缩应用力2～3次。

■ 收缩终了时，深呼吸一次。

分娩呼吸法要在平时练习，并牢记要领，使自己对分娩信心十足。

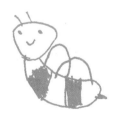

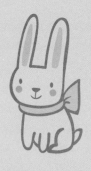

第七章
产后生活

产后6~8周，是特别关键的身体调养阶段。新妈妈
在生产的过程耗费了大量体力，为了恢复到产前状态，
一定要保证饮食均衡规律，心态良好，并且要保证充分
的休息和适当的运动，让新妈妈坐好月子不留病。

产后生理特点

产褥期母体
的生理特点

产后6～8周内，医学上称为产褥期。产褥期母体各器官处于恢复状态，生殖器官基本要恢复到孕前状态。分娩是一项剧烈运动，产妇体力消耗大，产后易疲劳、嗜睡，产后24小时内体温可有所升高，一般不超过38℃。产妇脉搏偏慢，每分钟60～70次。呼吸也偏慢，每分钟14～16次左右。一般产后7～10天恢复到妊娠前状况。

产后72小时内，大量的血液从子宫进入体循环，加上组织间液的回吸收，使回心血量增加了15%～25%。特别是产后24小时内，心脏负担明显加重，产妇应卧床休息。产后1～2天常口渴，应多喝汤。产后胃肠蠕动缓慢，加上盆底肌肉松弛，卧床时间长，容易发生便秘，一般两周内恢复正常。产后尿量明显增多，皮肤排泄功能旺盛，大量排汗，尤其在睡眠和睡醒时更为明显，也称为"褥汗"，属于正常现象，产后一周后自行好转。产后应注意清洁卫生，有条件者可以洗淋浴，室内要适当通风，保持空气清新。

子宫如何
复旧

正常未孕子宫为7厘米×5厘米×3厘米，重约500克，足月子宫为35厘米×22厘米×25厘米，重约1000克，产后子宫由足月妊娠大小恢复到将近正常大小，叫作"子宫复旧"。

产妇产后往往在腹部摸到一个球形硬块，不少人因此而紧张，以为"长瘤子"了，其实这个硬块就是子宫。子宫收缩引起阵阵腹痛，称为"产后痛"，疼痛持续2～3天后自然消失。经产妇较初产妇疼痛剧烈，哺乳刺激子宫收缩也可出现疼痛。"产后痛"是正常现象，伴随疼痛子宫逐渐收缩，宫底高度平均每天下降1厘米，产后约10天，在腹部就摸不到子宫了。产后6～8周，子宫恢复到将近未孕时大小。

产后子宫颈呈松弛状态，表现为充血、水肿。产后7～10天子宫颈内口闭合，产后四周恢复到原来状态。因此产后10天内不要坐浴或洗盆浴，此时宫颈内口未关闭，细菌可以上行，易造成宫腔感染。

正确的产褥保健可促进子宫复旧。产后应及时排尿，否则充盈的膀胱会影响子宫收缩。产后第2天就应下地活动，尽早做产后健身操，这些做法都有利于子宫复旧、恶露排出和体形健美。

正常恶露的辨认

一般人对于"恶露"这个词很陌生。"恶露"的产生是一种生理现象，指的是产后从阴道排出的子宫创面出血、妊娠子宫内膜、黏液等物质，一般持续4～6周。恶露分为三种，即红色恶露、浆性恶露及白色恶露。

红色恶露，出现在产后1周内，因含有大量血液，故称血性恶露，伴有血块及坏死蜕膜组织。

浆性恶露，出现在产后1周左右，可持续2周，因血量减少，色转为淡红色，排出物似浆液，故称浆性恶露。其主要成分为坏死蜕膜、宫颈黏液、阴道分泌物及细菌。

白色恶露，含有大量白细胞、退化蜕膜、细菌和黏液，呈白色。

由于个体差异，产后恶露量的多少及持续时间均不相同。一般产后第一天恶露量多，伴有血块，但24小时内的出血量不应多于400毫升，产后1周内恶露总量平均为250毫升～350毫升。

正常恶露带有血腥味，但不臭。如果有腐败臭味，或恶露呈混浊的土褐色，则表示有感染存在。另外，产后应经常更换卫生巾，保持会阴清洁以预防感染。

产褥盗汗
的调理

盗汗即常说的出汗，是产后在激素作用下机体排出妊娠时积存的多余水分的一种方式。通常盗汗在产后可持续数周，对这种现象不用担心，但务必多饮水，以补充水分。盗汗大多在夜间出现，故夜间睡觉时，应在枕头上放一条吸水性好的毛巾。在出汗较多时为慎重起见，测量一下体温，如体温超过38℃，则应到医院就诊。

月经恢复
与避孕

产后什么时候恢复月经，因个体不同有很大差异。一般在产后6个月左右恢复，也有个别产妇产后4～6周月经就恢复了。约有40％的女性在来月经前1个月就已经恢复了排卵。哺乳对部分产妇有推迟月经恢复的作用，有人统计，在纯母乳喂养的女性中，约有1/3的产妇在产后3个月恢复月经，最早恢复月经者在产后8周，也有在产后1年才恢复月经的。由此看来，产后月经恢复的时间是不一致的。不论是否哺乳，在产后42天都应进行检查，落实避孕措施，千万不要有侥幸心理。

产后采用避孕套避孕是最适宜的，对内分泌没有影响，只要坚持使用，是安全、可靠的避孕方法。经过产后检查，适合放置宫内节育器（避孕环）的产妇可以采取放置宫内避孕环的长期避孕方法。产后服用避孕药是不适宜的，特别是哺乳期的女性不宜服用，因为避孕药可抑制催乳素分泌，使乳汁分泌减少。避孕药还可通过乳汁传给婴儿，使婴儿发生乳房肿胀等不良反应。

足月产后3个月可以放环，如果产后3个月来过月经，可在月经干净后3～7天放避孕环。如果产后3个月仍未来月经或哺乳期闭经，妇科检查证实未怀孕，可以放避孕环。

　　产后避孕还有一种新药——狄波普维拉150。狄波普维拉150是一种长效肌肉注射用避孕药，该药为孕激素类避孕药，因不含雌激素，比较安全。该药禁忌证较少，特别适用于哺乳的母亲，它不影响乳汁分泌，而且对乳儿生长发育无任何影响。每三个月肌肉注射一针，一年只需4针。其主要副作用是导致阴道点滴出血或闭经，但停经者停药后即可自行恢复月经。

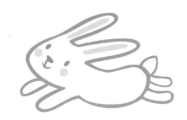

产后常见疾病

产褥感染的
判断及处理

产褥感染俗称"月子病"，指产褥期生殖器官感染。产褥感染的重要原因是妊娠降低了机体的免疫力，使细菌容易侵袭机体。产妇子宫腔内所遗留的创面和子宫颈、阴道、外阴部位可能遭受不同程度的损伤都会给致病菌提供侵入的机会。

产褥感染一般出现在产后3~7天，患者有发热及伴有感染的局部症状。会阴感染时，局部红肿、疼痛，触之有浸润块；子宫感染时，下腹部有压痛，恶露有腥臭味；感染性血栓性静脉炎时，则根据栓塞的部位有不同的症状。比较多见的是下肢静脉炎，患者会出现下肢水肿及疼痛。产褥感染需要在医生的指导下积极治疗，更应该强调产褥感染的预防。产褥感染的致病菌可能在妊娠期就已经存在于母体阴道内，因此，产前应加强检查，一旦发现生殖道感染则应积极治疗。另外，在妊娠晚期应避免性生活；分娩时注意无菌操作；产后产妇应适当活动，注意会阴部及全身的清洁卫生；产后10天内不要坐浴；产褥期恶露未净避免性生活等都可有效预防产褥感染。

产后出血
及原因

正常分娩后，都有一定程度的阴道出血，一般在100毫升~300毫升。我国规定产后出血超过400毫升为产后出血。产后出血最常见的原因是子宫收缩乏力，胎盘粘连、胎盘残留、软产道损伤及凝血机能障碍也是产后出血的重要原因。一旦发生产后出血需要积极处理，否则将危及产妇生命。

预防产后出血，产妇首先应避免过度疲劳和精神紧张，由于疲劳可导致子宫收缩乏力，所以保持放松的心态有利于缩短产程及避免体力消耗过大。其次是产前应注意预防生殖道感染，避免进行不必要的人工流产；产后要注意及时排尿，否则膀胱充盈，影响子宫收缩，会造成产后出血。另外，产后产妇在腹部可触到一硬块，这就是子宫，用手揉子宫是预防产后出血的有效方法之一。

医生根据具体情况，产后积极使用催产素预防产后出血也十分重要。

产后抑郁症的判断及心理治疗

妊娠、分娩不仅使产妇的脏器发生了变化，而且产妇的内分泌系统及心理状态也发生了很大的变化。

由于产后产妇体内雌激素、孕激素水平下降，至产后第7天低于月经期水平，容易引起内分泌和自主神经系统失调。产妇感到寂寞、委屈，经常无原因的悲伤、落泪，这就是产后抑郁症，进一步发展可成为产后精神病。抑郁症严重者情绪上会出现躁动不安、吵闹等现象，甚至产生自杀的念头。

产后抑郁症是可以预防的，如提高产妇的心理素质，让产妇了解妊娠、分娩造成的内分泌系统及心理状态的改变，正确对待分娩的痛苦及哺乳孩子的辛苦。家人，特别是丈夫要格外关心、体贴妻子，给妻子安慰，帮助照顾孩子。有人不了解产妇产后精神方面的变化，责怪产妇不通情达理，甚至与产妇吵闹，这样会加重产后抑郁症。合理安排产后的日常生活，适当活动、听音乐、听广播也是预防产后抑郁的好方法。

产后痔疮的自我保健与处理

痔疮是孕产妇常见并发症，该症状产后易加重，表现为患部红肿、疼痛。产后因怕疼痛，常不敢大便，加之便秘及排便困难等，会使痔疮更为加重，形成恶性循环。因此，产后要注意饮食，多吃水果、蔬菜及粗粮，以防便秘。有痔翻出者应在清洗会阴、肛门后以手还纳回去，还纳前在痔表面涂些油膏（如红霉素眼药膏、鞣酸软膏等），待血液循环改善，水肿消退，红肿和疼痛就会消失，约1个月就会痊愈。患者还可使用马应龙痔疮膏。

产后脱肛的自我护理与治疗

胎儿娩出时由于过分用力，有时发生产后脱肛。胎儿娩出后，要将脱出的部分立即送回复原，以药棉团压于肛门处，并用会阴垫紧压，以防再脱出。如果大便后再度脱出，用清水洗外阴和肛门后，再次使用这种方法送回复原，并坚持进行缩肛锻炼，避免便秘，该症状便会逐渐好转。

乳腺炎的自我预防及治疗

初产妇乳头皮肤娇嫩，由于哺乳方法不当使乳头皮肤破裂，加上乳腺管不通畅，乳汁淤积在乳房内，导致细菌生长而发炎。乳腺炎初期，先有乳头疼痛、破裂及乳房肿胀现象。2～3天后，乳房疼痛剧烈，表面发红、发热，患者出现高热、寒战、腋下淋巴结肿大，如不及时治疗，可形成乳腺脓肿。乳腺炎不但会妨碍产妇本人的休养，也会影响婴儿的母乳喂养。

预防乳腺炎，关键在于防止乳头破裂和乳汁淤积。孕后期，每天用温水清洁乳头，使乳头皮肤坚韧，但不宜用肥皂清洗。分娩后，应尽早让婴儿吸吮乳头（产后30分钟内），并帮助婴儿掌握正确的吸吮动作。如果乳头皮肤破裂了，应首先纠正婴儿不正确的吸吮动作，同时坚持给婴儿喂奶，并在喂奶结束时，在乳头处留下一滴奶汁，以利于皮肤愈合。每次哺乳后应将多余的奶汁挤出。

患了乳腺炎，应及早治疗。首先将患侧乳房内的乳汁挤出并暂停哺乳。如果是局部的、早期的症状，应该用冷敷的方法，也可用如意金黄散等药外敷，同时积极使用抗生素治疗。如已形成脓肿，应及早进行手术排脓。在整个治疗过程中，应鼓励产妇用另一侧乳房继续哺乳。

在夏季分娩的产妇，如果产后长时间处于高温、高湿环境中，可导致体温调节中枢发生功能障碍而中暑。

中暑是一种急性热病。开始时，仅有口渴、恶心、全身乏力、头晕、胸闷、心慌、多汗、尿频等症状。此时，如能立即宽衣解带，移至通风凉爽处，补充水分和盐，情况可迅速改善。如不及时采取有效措施，病情则会进一步恶化，体温可升至40℃以上，产妇面色潮红及皮肤干燥，出现呕吐、腹泻、谵妄、昏迷、面色转苍白、脉搏细速、血压下降及瞳孔缩小，最终出现呼吸循环衰竭。即使抢救脱险，也可能因中枢神经系统严重损害而留下后遗症。

一旦发现中暑，首先要迅速改善环境，如通风、降低室温等。然后用冰水、自来水或在水里加酒精浸洗全身，并在额头、腋窝、腹股沟等血管表浅处放置冰袋，同时对患者扇风以尽快降低体温。如果病情改善不明显，则需送医院抢救。

产褥中暑，重在预防。暑天分娩的产妇，绝对不能包额头，也不需穿长衣裤和袜子。住房必须通风凉爽，但应注意不让风直接吹在身上，以免着凉。日常应多饮白开水，以尿色淡黄为度。

产后早期保健要点

生产当天

■ 产妇生产后，要注意休息，以消除生产的疲劳，精神亢奋睡不着时要告诉护士。

■ 由子宫收缩引起的腹痛称为产后痛。部分经产妇会出现严重的产后痛，产后痛或伤口疼痛较严重时应告诉护士。

■ 产后当天要尽量谢绝访客，只允许丈夫或亲近家属探视。

■ 恶露过多时要告诉护士。

产后第1天

■ 恶露呈血性黏液状，量多。

■ 剖宫产的产妇手术伤口疼痛，在排气之前最痛苦。

■ 有会阴切开及缝合的产妇，伤口略痛，如果特别疼痛要告诉护士。

■ 开始做简易产后体操及进行乳房按摩。

■ 如没有特殊情况，可自己去上厕所，但要步行缓慢。

■ 上完厕所，要将恶露清洗干净，由前向后擦洗，用消毒卫生纸擦干后，垫上清洁的消毒卫生巾。

■ 积存尿液会导致膀胱炎，所以要每3~4小时上一次厕所，无法解出小便时要及时告诉护士。

■ 容易出汗，要注意保持身体清洁，并勤换内衣。

产后第2天

■ 持续流出血性恶露，如果恶露多或有血块，要告诉护士。

■ 有会阴切开及缝合的产妇，走路时伤口有拉扯感。

■ 开始分泌初乳，应继续积极做乳房按摩。

■ 宝宝吸奶时，有的产妇会感觉恶露增加，这是由于子宫收缩所致，不必担心。

■ 学习为宝宝换尿布，不清楚的地方要尽量问，早点儿学会最好。

**产后
第3～5天**

■ 产后体操：可以做简单的产后体操。

■ 授乳：没有母乳也要让宝宝吸吮乳头，以达到刺激乳头的效果，并促进母乳分泌。

■ 换尿布：学习为宝宝换尿布。

■ 到产后第5天，子宫下降到肚脐和耻骨联合之间。

■ 恶露由血性转为褐色，量减少，黏稠感消失。

■ 此时要拆除会阴切口缝线。

■ 宝宝习惯吸奶，乳汁分泌多。

■ 产妇要为自己和宝宝出院做准备，不明白的问题要向医生、护士请教。由于半夜也要喂奶，产妇容易睡眠不足，所以白天有机会要多睡觉，好好休养。

**产后排不出
小便的原因**

一般来讲，产妇在产后2～4小时就会自解小便，但有少数产妇在产后不能自解小便，主要由以下原因所致：

■ 不习惯躺在床上解小便。

■ 产后因会阴裂伤伤口或侧切口疼痛，引起尿道括约肌痉挛，造成排尿困难。

■ 产程过长，膀胱受胎头压迫过久，膀胱黏膜出现充血及水肿，造成暂时性膀胱收缩乏力。

■ 产后膀胱肌肉张力差，膀胱容量增大，对内部压力的增加不敏感，故无尿意，以致存积过量小便。

产后尿潴留的预防及自我调适

产后尿潴留时，胀大的膀胱会影响子宫收缩，引起产后出血。因此，必须采取积极措施，促使小便排出，产妇可采取以下措施：

■ 如果躺着解不出，可坐起来解；尽早起床解小便，不要等到有明显便意再去厕所。产后不能憋尿，憋尿过多，会引起排尿困难。

■ 盆内放热水，坐在上面熏或用温开水缓缓冲洗尿道口周围，以解除尿道括约肌痉挛，刺激和诱导膀胱收缩。

■ 小腹部放热水袋或用艾灸，以刺激和诱导膀胱收缩。

■ 肌肉注射新斯地明。

要是通过以上这些办法仍解不出小便，则需在严格消毒下插导尿管导尿。通常需保留导尿管1~2天，待膀胱功能恢复后再拔除导尿管。

产后大便困难的原因及自我处理的方法

分娩以后，第一次排大便是产妇的一件大事。如果2~3天未排大便，产妇会感到不舒服。产后许多因素会造成大便困难：

■ 协助排便的腹部肌肉在分娩时过度拉伸，产后不可能尽快恢复。

■ 肠管本身在分娩时受到挤压，因而肠蠕动缓慢。

■ 在分娩前及分娩过程中进食少，肠管内是空的，无便可排。

■ 心理因素。这是影响排便的最重要因素，包括害怕排便时引起会阴伤口疼痛及不习惯在医院便盆排便等。

以下方法可以帮助产妇排便：

■ 消除心理负担，会阴伤口不会因排便而破裂。

■ 摄取天然粗纤维食品，多食蔬菜和水果。

■ 多喝水。产后汗多，必须补充足够的水分，这也有助于使大便变得松软。

■ 多走动。产后第二天即可下床走动。身体活动量越大，胃肠蠕动也越快，有助于排便。

■ 大便时不要过度用力，便干时，可及早使用开塞露协助排便，对患有痔疮的产妇，可用局部坐浴或栓剂帮助排解大便。

产后何时能开始性生活

胎儿和胎盘娩出后，子宫腔的创面完全恢复需要6~8周。如果在创面尚未修复、恶露淋漓的情况下就进行性交，细菌有可能随之入侵，从而导致生殖器官炎症，如子宫内膜炎、子宫肌炎、附件炎，甚至败血症等。

产后由于卵巢激素的作用尚未恢复，阴道黏膜薄、弹性差，呈充血状，粗暴的性行为，易导致阴道黏膜受损伤。当前，我国产妇中多为初产妇，侧切助产者占绝大多数，在侧切伤口尚未完全愈合、瘢痕未软化时，常有性交不适及性交疼痛。另外，经过妊娠分娩的辛劳，忙于哺喂婴儿的产妇，常常会有不同程度的性冷淡。因此，夫妇要互相体谅，应待恶露干净、生殖道康复后，再开始性生活。注意性交体位要合适，动作要轻柔，性交前应当使妻子有准备，以使性生活和谐美满。

妊娠带来的体形变化，多数女性于产后很快能恢复如初，而产后持续肥胖主要与以下因素有关：

■ 营养过剩。误认为坐月子就是补身子，哺乳的妈妈就更得多吃，原因是一个人吃两个人用。因此，什么有营养吃什么，多吃海吃，造成营养过度。

■ 产后活动过少，能量消耗少。

■ 妊娠、分娩及哺乳期内分泌改变。

■ 产后喂奶时间过短等。

要想预防产后肥胖，保持健美体形，产妇需要注意以下几点：

■ 合理营养。产妇哺乳期要增加营养，但并非多多益善。过多偏食鸡鸭鱼肉，势必导致体重增加过多。其实，只要合理饮食，营养适度，荤素搭配，多吃蔬菜及豆制品等，就足够婴儿所需营养。

■ 体育锻炼。产妇应尽早下床活动，早下床活动可使体内新陈代谢加快，增加能量消耗，减少体内脂肪积聚。除难产和手术产外，正常分娩产妇可在24小时以后开始下床活动，并根据身体恢复情况做产后体操，以健身美体。及早下床活动，也能增强体力，精力充沛地照料宝宝。

■ 母乳喂养。母乳喂养除有利于婴儿生长发育以外，喂奶可使产妇体内过多的营养物质通过乳汁排出，避免产后体内脂肪堆积，有利于预防产后肥胖，保持健美体形。多年来临床实践发现亲自哺乳宝宝的产妇体形恢复很快。多数于42天做产后检查时体形就基本已经恢复如初。

产后复查是在产后42～56天进行。产后复查的目的是客观地判断产妇身体恢复的情况，发现异常情况能及时处理。

○ 产妇检查的内容

■ 盆腔检查，了解生殖器官，如阴道、宫颈、子宫等恢复的情况；会阴侧切伤口愈合是否良好。

■ 乳房检查，了解乳汁是否充足，有无乳腺炎。

■ 对全身情况进行检查，测量血压及体重。

■ 对于孕期有合并症的产妇要进行必要的化验检查，如血常规、尿常规、肝功能、肾功能检查。

■ 经过大量输血的产妇产后应检查肝功能及澳抗，必要时进行丙肝病毒检查，以便及时发现肝脏的异常情况。

■ 根据检查结果指导产妇落实避孕措施。

○ 婴儿体格检查

通过身体全面检查了解婴儿身体发育有无异常，如婴儿髋关节脱位，早发现并及时处理可得到纠正，如果不能早发现则可能造成跛行；测量身体发育水平，如体重、身长、头围、胸围等，判断婴儿营养状况，并提出改进喂养的方案；智力发展水平，了解宝宝智力发展的优势与不足，乃至异常，以便使优势更优，使异常能及早得到干预治疗。

产后恢复的
健美锻炼

妊娠期因内分泌的变化会导致骶髂关节、耻骨联合等关节松弛。由于子宫的增大使腹壁的皮肤和肌肉被过度拉伸，尤其是分娩双胞胎、羊水过多或胎儿巨大者，很可能造成产妇皮肤和肌肉的永久性改变。不过，尽管腹部的妊娠纹可能永远不会消失，但关节松弛、腹壁过度伸张及腹直肌分离等变化是可以恢复的，且多数产妇可恢复到孕前的体态。

为了使身材健美，不少产妇产后使用束腰带、腹带以及紧身胸腹衣等，其实使用这些办法对身体的某些部位仅仅起到支撑的作用，并不会改变肌肉的松弛状态。恢复体形的正确方法是及早下床进行锻炼，产妇可参照下面介绍的产后体操动作，或自编健美操进行锻炼，效果会十分明显。当然产后活动量不可过大。如果产妇把妊娠分娩视为一场病，"月子里"足吃足睡，这样会造成产褥期过后一身虚膘，体形就很难恢复到孕前的状态。

产后运动 ○ 基本姿势

平躺下来，双膝屈起，两脚分开30厘米，脚底平贴地板，头部和肩膀用枕垫撑靠，双手平放在两侧。

○ 抬头运动

深深吸气，然后微微抬起头，同时慢慢吐气。把头缓缓放下，然后吸气。每天把头抬得更高一些，渐渐把肩膀微微抬离地面。需要注意的是，产妇在产后3~4周内，不要尝试进行仰卧起坐。

○ 滑腿运动

慢慢伸出双腿，一直到双腿放平。把右脚往臀部方向滑回，脚底贴住地面，并尽量把后腰往地面顶，再将右脚滑回平放。左脚重复同样的动作。3周以后，可开始做抬腿运动，一次抬起一条腿，微微离开地面，再缓缓恢复原状。

第八章
健康宝宝

　　新妈妈刚经过分娩的辛苦，又要开始照顾宝宝，再加上新妈妈缺少带孩子的经验，这意味着需要付出很多。下面介绍的喂养与照料新生儿的方法和技巧希望对新妈妈能有所帮助。

新生儿护理

日新月异
的第一年

用"日新月异"来形容出生头一年宝宝智能发育的特征是再恰当不过了。你的宝宝将从一个嗷嗷待哺的婴儿，变成一个活泼可爱的小能人。小能人的智能发育主要表现为五大方面，即运动、语言、认知、情绪及社会行为。宝宝将度过下面5个关键月龄，达到里程碑式的发展目标。

1个月：即新生儿期，能俯卧抬头2秒；常常紧握拳头；会发细小喉音；20天后逗引会微笑；眼睛喜欢追视走动的人，尤其人脸。

4个月：俯卧抬头达90°；会摇动和注视拨浪鼓；独自一人咿呀作语；头会转向声源方向；能认亲人。

7个月：独坐10分钟以上；能拨弄小球，或模仿成人做积木对击，传手；会发"ba-ba，bu-bu，ma-ma"音，但无所指；会寻找当面藏起的玩具。

10个月：能扶栏拉站，扶栏杆蹲下捡玩具；9个月能用食指和拇指熟练地捏起小物品，能模仿发辅音；能从盒子里取放物品；会指认常见物品和人。

12个月：独站10秒以上或独走几步；能用笔在纸上戳出点；别人要他的东西知道给或者表示拒绝；能搭积木1~2块，会玩套环、套碗；可以配合穿衣、洗浴；更令父母兴奋的是部分宝宝会有意识地喊爸爸妈妈。

"胎儿
学校"毕业
的学员

"胎儿学校"的学员在胎内接受过良好的教育，出生后要对"毕业生"进行继续感觉教育，即视觉、听觉、嗅觉、味觉、触觉、运动觉的训练。具体来说要做好以下几件事：

■ 皮肤感觉刺激。宝宝出生后最需要的是皮肤触觉的爱抚，要将宝宝搂抱在怀里，让孩子随时感触到和妈妈在一起，感到安全，尽量不要将宝宝交给别人代养，即使爷爷奶奶也不能代替父母的爱抚。

■ 继续听胎教音乐，每天坚持，每次10分钟左右，不在乎孩子是否成为"神童"，只在乎不要让孩子失去音乐艺术的感受，同时母子心灵都会因音乐艺术的洗礼而得以宁静。

■ 随时和孩子搭话、聊天，让孩子感受被尊重和爱抚。

■ 出生大约2周的孩子睡醒后会注视人脸，应以丰富的表情看宝宝，逗宝宝笑。

■ 天天做婴儿操，促进其运动能力发展，增强肌肉关节的力量。

特别提示

在母乳喂养的基础上，可以给宝宝以丰富的味觉刺激，让孩子有机会品尝酸甜苦咸的味道，如菜汁、西红柿水、梨水、苦瓜汁等，品尝少许即可。这样有利于宝宝味觉发育，并适应各种味道，预防日后辅食添加困难及挑食。

新生儿的护理

胎儿自从母体羊水中娩出，来到嘈杂的自然环境中，需要一个适应外界环境的过程，因此为初生婴儿创造一个温度湿度适宜的环境是非常重要的。

■ 婴儿出生后要注意保暖。

■ 医护人员及家属接触婴儿时应先洗手，防止交叉感染。

■ 陪住照料孩子的父母要注意，孩子体温变化、呼吸节律及吸吮是否有力。

■ 观察宝宝面色、精神状态、哭声是否响亮，对外界刺激、声响的反应等。

■ 注意保持婴儿的皮肤清洁，脐部清洁干燥。

■ 产后1周内按需哺乳，多让婴儿吸吮以便促进母乳分泌。

■ 注意观察排尿、排便次数，颜色是否正常，有异常情况应及时告诉主治大夫或者护士，以便及时处理。

新生儿的环境温度与湿度

新生儿体温调节中枢尚未发育成熟，体温变化易受外界环境影响，因此应为新生儿选择一个向阳通风、温暖清洁的卧室。室温在18℃～22℃，湿度在55%～60%最佳，早产儿以及出生1周以内的婴儿，又值冬季者，室温可适当增高。冬季温度偏低时最好临时增加取暖设备，如电暖气等。也可以给婴儿用热水袋保暖，热水袋的水温不要太高，50℃左右即可，热水袋不能直接接触婴儿皮肤，以免烫伤。保持房间的湿度也很重要，过于干燥的空气易使新生儿呼吸道黏膜变干，抗病能力下降，导致呼吸道感染。空气加湿的方法可采用加湿器，或在电炉上放置水壶或暖气上放置水缸（盆）。室内要经常通风，可在地上放几个水盆或洒些水后用电扇微风吹，应避免对流风或电扇直接吹到新生儿，以免感冒。

新生儿脐部的护理要点

妊娠期间脐带是母胎联系的唯一通道，分娩后脐带就完成了它的使命，需要立即剪断结扎。脐带内的血管和新生儿的血液直接相连，所以断脐时要严格消毒。婴儿出生后要观察脐部有无渗血，每日用75%的酒精消毒脐带断端及周围皮肤，以保持皮肤的清洁干燥，3～7天后脐带会自行脱落。脐带脱落后根部会有少许黏糊糊的渗出物，遇到这种情况不必着急，这是正常现象，可用无菌棉签蘸75％酒精将脐部擦拭干净，很快就会干燥，最好不用甲紫，因为其颜色会影响对脐部的观察。一旦脐部有发臭的脓性分泌物，皮肤充血发红，甚至宝宝出现发热，多半是脐炎，要去医院处理，防止发生败血症。平时洗澡或换尿布时，要特别注意脐部的清洁干燥。脐部干燥以后，就可以让宝宝进澡盆里洗澡了。

新生儿洗澡时应注意的问题

新生儿经常洗澡既可以保持皮肤清洁，避免细菌侵入和皱褶糜烂发生，还可以帮助血液循环，促进新陈代谢，防止新生儿脓疱病的发生，有利于婴儿皮肤触觉适应能力。

新生儿洗澡应注意以下几点：动作要轻柔敏捷；洗澡应在喂奶后1～2小时进行，以免引起吐奶；洗澡时室温最好保持在24℃～26℃、水温在38℃～40℃，大人用手背测试，感觉温暖不烫即可；可先将婴儿皮肤浸湿，用婴儿皂或浴液少许涂在手心或质地柔软的毛巾上，再擦拭婴儿身体，然后用水洗净，擦干；注意面部不要涂抹肥皂，耳朵不要进水，皮肤褶皱处要清洗干净。

特别提示

新生儿出生后护士都会给孩子洗澡，而且洗得很干净，家长给孩子洗澡时没有必要每次都用浴液，浴液冲洗不干净会对孩子皮肤产生刺激，所以用清水洗就可以了。另外，冬天没有必要天天洗澡，更不宜每次都用浴液。

眼部：分娩过程中胎儿通过产道，眼睛可能被产道污染，既往宝宝出生后可预防性地用0.5%氯霉素眼药水滴眼，每日2~3次。现在不进行预防性滴眼药，如有分泌物可用干净小毛巾或棉签蘸温水从眼内角向眼外角擦拭；如果新生儿一出生就有脓性分泌物，就要除外淋病性结膜炎，并及时彻底治疗。现在，大医院产科取消常规出生后点眼药，必要时才采取治疗，也是正确的措施。家长的任务是，如果发现一出生新生儿就有脓性分泌物，一定要汇报给主治大夫。

耳部：洗澡时防止污水灌入新生儿耳内，洗澡后应用棉签擦干外耳道。新生儿的耳背后有时会发生湿疹及皲裂，只要注意清洁即可预防，必要时可涂些植物油或紫药水。一旦发生湿疹与皲裂要及时治疗。

鼻部：鼻腔如有分泌物将会影响婴儿呼吸。可用清毒棉签蘸温水点入鼻腔，使之湿润变软，待其自然排出，或用小棉签轻轻擦去，或用吸鼻管吸出。

口腔：新生儿口腔黏膜细嫩，唾液少，易受损伤，不要用纱布擦拭。如果发现口腔黏膜上有白色豆腐渣样附着物，用棉签擦拭后可见黏膜充血，可能是患了鹅口疮，应看医生，及时诊断并处治。

新生儿的衣物应宽大舒适，以棉制品最佳。衣服不用纽扣，用软带系住即可。尿布宜用质软、耐洗、吸水性强的棉制品，或者旧被单、床单、爸爸的旧背心等都很适宜。尿布不宜太长、太厚。用过的尿布要清洗干净，并在阳光下晒干备用。一次性纸尿布卫生、柔软方便，也可选用。扎裹尿布时要避免过紧或过松。过紧时影响婴儿活动，妨碍发育；过松时粪便容易外溢，污染皮肤。换尿布时动作要轻快。

婴儿尿布
疹的辨别
与护理
尿布疹又叫臀红，由于婴儿皮肤比较柔嫩，受潮湿的
尿布长期浸泡，容易造成局部皮肤发红及皮疹，严重时出
现溃烂。所以，在婴儿解大小便后，要勤洗及勤换尿布，
减少潮湿尿布对婴儿皮肤的刺激，保持局部皮肤清洁及干
燥，洗净后局部涂鞣酸软膏或护臀霜。

早产儿
的特点与
特殊护理
早产儿是指出生时的胎龄达到28周，但未满37周的婴
儿。早产儿出生体重一般在1千克~2.5千克。与足月儿相比
较，早产儿的各个器官发育不健全、抗病能力弱、皮下脂肪
薄、感染机会多，从护理方面要更加精心。首先，要注意保
暖，极不成熟的早产儿，体重在1500克以下者，常需要放在温度和湿度适宜的暖
箱中养育至能适应外界。其次，要防止交叉感染，接触早产婴儿前一定要洗手，
早产儿要坚持母乳喂养，使婴儿从母乳中获得抗感染因子。再次，要密切观察早
产婴儿的生命体征，如呼吸、心率及体温等。最后，要观察早产婴儿的皮肤黄疸
程度、精神及吃奶等情况，发现异常需及时处理。

营养与喂养

母乳，最理想的天然营养素

母乳中含有400多种微量元素，各种营养素含量高，而且各种营养素的比例搭配适合婴儿，因此对婴儿来说，它的营养价值高于任何其他代乳品，是宝宝无与伦比的营养素。母乳中有哪些突出的营养价值呢？

■ α乳清蛋白：母乳中含有丰富的α乳清蛋白，含量占乳汁中蛋白质的27%，是母乳的主导蛋白，乳清蛋白和络蛋白比例为80∶20左右，而牛乳中是20∶80左右，络蛋白不容易被婴儿消化吸收。

■ 乳铁蛋白：母乳中特有的蛋白质能与需要铁的细菌相竞争，从而抑制肠道中的某些依赖铁生存的细菌，防止发生腹泻。

■ 乳糖：母乳中的乳糖在消化道中经微生物作用可以生成乳酸，对宝宝的消化道也可起到调节和保护作用。

■ 脂肪酸：母乳中蕴含DHA和AA，摄入合适比例的DHA和AA对于婴儿大脑和视力发育非常重要；它可以促进脑细胞、脑胶质细胞、神经树突、轴突、突触发育，构建智慧网络；它可促进眼睛的视网膜发育，从而促进视觉的发育。DHA和AA还具有增强呼吸系统抗病能力、预防呼吸系统感染性疾病、促进胆汁代谢的作用。

■ 钙、磷元素：母乳中钙、磷含量虽不高，但比例合适，易于吸收，因此母乳喂养婴儿发生佝偻病的情况较人工喂养者少，母乳中含有多种抗感染因子，特别是IgA使得母乳喂养的宝宝抵抗力强，呼吸道及肠道感染明显低于人工喂养儿。

■ 牛磺酸：母乳中含有丰富的牛磺酸，对婴儿脑神经系统发育起着重要作用。

■ 其他：母乳近乎无菌，温度适宜，而且卫生、方便、经济。所以，母乳是宝宝最佳的天然食品。

母乳喂养的宝宝抵御疾病的能力强，宝宝患呼吸道感染、便秘、腹泻，甚至一些慢性疾病的概率明显低于使用代乳品的宝宝。

另外，母乳喂养可以融洽亲子关系，哺乳时的肌肤相亲带给宝宝十足的安全感，让妈妈感受到作为母亲的神圣使命和自豪感，更好地激发对宝宝的疼爱。哺乳也有利于妈妈产后体形恢复。喂母乳的妈妈远比不喂母乳的妈妈健康美丽，而且哺乳的过程是在为以后担当教养使命做准备和铺垫。

母亲乳汁天然足够吃，不要怀疑

乳汁是泌乳激素和泌乳反射共同作用的结果。生乳过程分为两个阶段。第一阶段开始于分娩前12周，所以要重视孕期的乳房护理。同时，孕妇也应保持良好的心理状态。第二阶段开始于产后2～3天，分泌大量乳汁，乳汁的成分也随着宝宝的需要而变化，直到产后10天左右，开始分泌成熟乳。

特别提示

母亲分泌的乳汁天然足够多，几乎没有一个母亲的乳汁不够宝宝吃。很多母亲总感觉奶不够吃，孩子已经吃得很胖了，仍然感觉奶不够吃，这其实是母亲的心理错觉。婴儿哭有很多原因，不都是奶不够吃所致。

哺乳前的准备

乳房准备：在哺乳前要洗手，用毛巾蘸清水擦净乳头及乳晕，然后用正确的方法进行哺乳。

用物准备：产妇要保持其内衣清洁、干燥和宽松。擦洗乳房用的毛巾和水盆要专用。母婴的用品要绝对分开使用，以免发生交叉感染。另外，还要准备吸奶器，以备母乳过多婴儿吃不完时将乳房内的剩余乳汁吸出，这样有利于乳汁分泌。乳汁淤积会影响乳汁分泌，而且会导致乳腺炎。

哺乳的正确姿势

产后的最初几个星期，母亲侧躺下来把婴儿抱在手臂上喂奶是很舒服的姿势，但在产妇会阴伤口愈合以后，也许比较喜欢坐在低而舒服的椅子上或侧靠在长沙发上，用一个枕头垫在背部，并将脚放在脚凳上来哺喂宝宝。

当采取坐位时，母亲的一只胳膊抱着孩子，另一只手的四指放在乳房下，拇指放在乳房上方，托起乳房（C字形姿势），这样可以避免乳房堵住宝宝的鼻孔，还有利于婴儿正确含接乳头。如果母亲想舒服一些，可以放一个枕头在膝盖上，使婴儿的高度更合适，也可抬高一侧膝盖来支撑宝宝的身体。当母亲身体前倾哺喂时，背不要弯。

很多产妇喂奶时累得满头大汗，笨手笨脚，总担心宝宝会找不到奶头。其实，你根本不用担心宝宝找不到乳头，婴儿天生有找妈妈乳头的本能，哺乳前将婴儿的脸颊靠近妈妈的胸部后，他就会本能地转向乳房，去寻找乳头。如果婴儿没有本能地转过头来，妈妈可轻轻挤乳晕后面的部位，直到有奶汁从乳头流出，然后将奶汁滴到宝宝唇上，宝宝很快就会张嘴吸吮。

简单来说，按需哺乳就是婴儿有寻觅乳头的动作就喂奶，而不是按钟点喂奶。因为出生头几天乳汁分泌较少，勤吸吮才有利于乳汁分泌。如果间隔较长时间才喂一次奶，吸吮刺激少就会影响乳汁分泌；新生儿勤哺乳也可预防低血糖症的发生；另外，产后头几天乳汁分泌虽然较少一些，但此时婴儿的消化系统尚未发育完善，需要的乳汁也少，因此，世界卫生组织提出"按需哺乳"，主要目的是促进乳汁分泌，确保母乳喂养成功。

但是，"按需哺乳"并不是永远没有间隔地哺乳。宝宝满月后，最迟3个月，必须定时喂养，通常大约4小时喂奶一次，白天喂5次，夜间喂1~2次，渐渐过渡到夜间不喂。

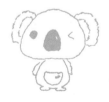

母乳喂养中的问题

妈咪乳汁少的催乳办法

各种营养素，尤其是蛋白质是乳汁的重要成分。哺乳的母亲要有足够的乳汁分泌，必须摄入足够的蛋白质、维生素和矿物质以及适量的脂肪。

适量地喝汤能催乳，而肉汤、鸡汤、鱼汤是最简单易行的催乳剂，民间还有许多验方：

■ 王不留行、穿山甲各6克，猪蹄2只，炖汤食用。

■ 猪蹄1只，加入通草2克，炖汤食用。

■ 生麦芽30克，王不留行6克，穿山甲4克，黄精8克，水煎服，每剂煎2次，日分2次服，服用3～5日。

乳头错觉的纠正方法

所谓"乳头错觉"是指经用橡皮奶头哺喂婴儿后，婴儿拒绝吸吮母亲乳头的现象。纠正方法如下：

■ 产妇要对哺喂充满信心，即使婴儿有哭闹现象，也要坚持喂哺母乳，这样就会慢慢纠正过来。

■ 产生乳头错觉的原因是在婴儿出生后，产妇没有听从医务人员的告诫。在婴儿出生后早期应忌用橡皮奶头哺喂婴儿吃配方奶，要实施早开奶，勤吸吮。如果能按正确的方法喂哺婴儿，就不会发生乳头错觉。

乳头皲裂产生的原因

妈咪在喂奶过程中因为哺乳姿势不正确，容易发生乳头皲裂。乳头皲裂后，乳母由于疼痛可使母乳喂养失败，甚至患上乳腺炎。预防乳头皲裂的关键是采取正确的哺乳姿势，如每次吸吮必须含住乳晕吸吮，而不能只含妈咪乳头，宝宝越吸不出奶越用劲儿吸吮，就会发生乳头皲裂。如果发生乳头皲裂，妈咪也不要终止哺乳。妈咪可在每次喂奶前先做乳房按摩，先喂没有乳头皲裂的乳房，再喂有乳头皲裂一侧的乳房。喂奶结束时，将多余乳汁用吸奶器吸出，挤出一滴乳汁涂在皲裂的乳头表面，然后带上合适的乳罩，很快皲裂就可恢复正常。具体做法如下：

哺乳前

■ 乳母采取舒适哺喂姿势。

■ 乳房湿敷3～5分钟，然后轻柔地按摩乳房。

■ 挤出少量乳汁，使乳晕变软，易被婴儿含吮。

哺乳时

■ 先喂没有乳头皲裂的乳房，再喂有乳头皲裂一侧的乳房。

■ 婴儿吸吮乳头时要含吸大部分乳晕。

■ 交替改变抱婴位置，使吸吮力分散到乳头及乳晕四周。

■ 增加喂奶次数，多余乳汁用吸奶器排空。

■ 在哺喂结束后，用食指轻轻按压婴儿下颌，柔和地使婴儿中断吸吮。

哺乳后

■ 挤出一滴乳汁涂在皲裂的乳头表面，短暂暴露和干燥乳头。

■ 穿上合适的乳罩，改善乳房血液循环。

乳头凹陷如何喂奶

在怀孕后，孕妈咪要检查一下乳头，如果存在乳头凹陷，应及时纠正。通常在怀孕32周后开始做"十"字操进行纠正，可以咨询保健医生。但如果有早产先兆，如频繁下腹痛、阴道有血性分泌物及有早产史者，"十"字操应改至孕37周后开始做。喂奶的时候，可先用食指及拇指在乳头旁将乳头提起，送入婴儿口中，以利婴儿将乳头及乳晕一起含在口中吸吮，直到婴儿吸住乳晕再放手。具体做法如下：

哺乳前

■ 乳母采取舒适哺喂姿势。

■ 湿敷乳房3～5分钟，随后轻柔地按摩乳房。

■ 挤出少量乳汁，使乳晕变软，捻转乳头引起泌乳反射，使乳头连同乳晕易被婴儿含吮，在口腔内形成一个"长奶头"。

哺乳时

■ 在婴儿饥饿时，先喂乳头凹陷一侧的乳房，这时婴儿吸吮力强，易吸住乳头及大部分乳晕。

■ 采取环抱式或侧坐式哺喂，能较好地固定婴儿头部位置。

■ 如吸吮未成功，也可用抽吸法使乳头突出。

哺乳后

带上合适的乳罩，改善乳房血液循环。

特别提示

乳头凹陷的妈妈绝大多数都可以成功进行母乳喂养，关键是自己要有信心，并从孕期就进行乳房保健，及早咨询并学习哺喂方法，哺喂时注意方法，就一定会成功。

选择哪种配方奶粉

婴儿配方奶粉种类繁多，多含丰富的维生素及铁质等，其营养成分与人奶相近。配方奶通常以牛奶为主，也有为对牛奶过敏或不消化的宝宝专门设计的豆奶。如果不能确定选用哪种奶粉，可向医生请教。不管选用何种婴儿奶粉，奶瓶、奶嘴及混合器皿都要彻底消毒，每次喂奶前要洗净双手，以防止婴儿感染。

配方奶哺喂方法

要按包装说明进行冲泡，千万不要以为多加奶粉提高了浓度，可使宝宝获得更多营养，这样只会使宝宝的蛋白质摄入过高而水分摄入不足。相反，奶粉加得不够，将会造成宝宝营养不良。通常可按以下方法进行配方奶喂养：

■ 为宝宝冲奶前，先用肥皂洗净双手，以免细菌污染。

■ 奶粉适量。根据宝宝年龄，按配方奶配制要求给宝宝冲调奶粉。

■ 冲泡水温。以稍微冷却的开水冲泡，保持在40℃~50℃最为合适，不要用滚开的水冲奶粉，易结凝块，可导致宝宝消化不良。

■ 如何热奶。将奶瓶置于热水中使奶温热，切勿用微波炉加热，用微波炉加热容易造成奶受热不均匀。哺喂前先将几滴奶滴在手腕上试试温度，以不烫手为宜。

■ 准备喂奶。将宝宝头部稍微抬高，便于他吞咽。出生10天内的婴儿，还可能需要通过刺激婴儿的颊部借以刺激他的吸吮反射能力。

■ 喂奶姿势。像哺喂母乳一样，让宝宝处于比较舒服的姿势，半坐姿会使宝宝的吞咽和呼吸比较顺畅，不容易有呛奶窒息的危险。开始喂奶后，将奶瓶稍微倾斜，好让奶嘴中充满牛奶，无气泡。

■ 取出奶嘴。有时宝宝会在吸完奶后继续咬着奶嘴，如果想取出奶嘴，只需轻轻用拇指压下颌部即可。

■ 吸奶时睡觉。如果宝宝在吸奶时睡着了，可能是肚子里有空气，使他感到吃饱了。

■ 拍嗝。如果宝宝吃奶有比较多的气体进入胃，会导致宝宝胀气、打嗝吐奶，所以吃完奶后应给宝宝拍嗝。方法是让宝宝竖靠在妈咪的肩膀上，轻拍其背部，过一会儿就会打嗝，如轻拍一会儿后宝宝仍不打嗝就停止，没有必要较劲地拍。

■ 很多妈咪都是职场白领女性，生完孩子休完产假，必须重返职场，这种情况下，要实现纯母乳喂养就会困难；另外，妈咪上班后由于工作紧张，不能按时吸吮，母乳就会逐渐减少，满足不了宝宝的需求，必须同时添加部分配方奶。

混合喂养建议：上班前先喂宝宝母乳，上班后吃配方奶，妈咪在单位可把奶挤出后存放在冰箱里。

**母乳
够不够吃，
如何判断**

由于长期以来受人工喂养的影响，不论初为父母者，还是上一代父母，总是莫名其妙地担心母乳不够宝宝吃。光看见宝宝吸吮，没有像用奶瓶那样可以更直观地看见宝宝把奶喝进去，从心理上就感觉宝宝没吃饱。所以宝宝一哭，便立刻感到："奶不够吃！"其实这种担心是没有根据的，下面就介绍一下判断母乳是否充足的指标。

母乳充足的判断

■ 喂奶时伴随着宝宝的吸吮动作，可听见婴儿咕噜咕噜的吞咽声。

■ 哺乳前母亲感觉到乳房胀满，哺乳时有下乳感，哺乳后乳房变柔软。

■ 两次哺乳之间，宝宝感到很满足，表情快乐，眼睛很亮，反应灵敏，入睡时安静、踏实。

■ 宝宝每天更换尿布6次以上，大便每天2～4次，呈金黄色糊状。

■ 宝宝体重平均每周增加150克左右，满月时可增加600克以上。

母乳不够吃的判断

■ 喂奶时听不到婴儿的吞咽声，吃奶时间长，并且不好好吸吮乳头，常常会突然放开乳头大哭不止。

■ 母亲常感觉不到乳房胀满，也很少见乳汁如泉涌般往外喷。

■ 哺乳后，宝宝仍然左右转头找奶吃，或者仍哭闹，而不是开心地笑，入睡不踏实，不一会儿又出现觅食反射。

■ 宝宝大小便次数减少，量少，每日正常小便在6次以下。

■ 宝宝体重增长缓慢或停滞。

母乳不够吃，不能单纯地看作是母乳分泌不足，应积极找出其他原因。分析是乳母饮食不当、心情不好、精神疲劳，还是哺乳的方法不对，以便针对问题及时加以解决，而不要轻易气馁，放弃母乳喂养。随着配方奶业的快速发展、宣传鼓噪及种种社会因素、人文文化等因素的影响，纯母乳喂养率不断受到干扰。

保证母乳喂养成功八要点

用自己的乳汁哺喂宝宝是母亲神圣的天职，作为母亲，要克服种种世俗和乳制品宣传的诱惑，保证母乳喂养成功。

■ 乳母要相信自己能够分泌足够的乳汁哺育宝宝，这是上帝的恩赐，生物繁衍的特点所决定的。多了解母乳喂养的知识和好处，认识到只有母乳才是婴儿最理想的天然食品，母乳喂养是婴儿健康成长的保证。它不仅使婴儿体格健壮，而且亲密的亲子关系可以促进婴儿的身心健康发展。

■ 做到三早，即早接触（母婴同室）、早吸吮（无特殊情况生后半小时内吸吮乳头）、早开奶（及早用母乳喂养婴儿），这是促进母乳分泌充足的前提。母乳喂养对3个月以内的婴儿来说，是不需要加糖水的，糖水喝多了易发生腹胀。

■ 多吸吮促进乳汁分泌。乳汁的产生是由于泌乳激素、泌乳反射共同作用的结果。随着胎宝宝的出生、胎盘的娩出，妈妈大脑的泌乳激素被释放，并刺激乳腺开始分泌乳汁。婴儿吸吮乳头时能充分挤压乳窦，使乳汁从乳腺导管流出，宝宝不断地吸吮刺激母亲乳头上的感觉神经末梢，形成泌乳信息，这种信息从妈妈的感觉神经末梢，即视觉、听觉、触觉不断传入泌乳中枢神经系统，产生泌乳素，引起泌乳反射及喷乳反射，引起乳汁分泌并流出。所以，早吸吮、勤吸吮、有效地吸吮，是刺激乳汁分泌的最好方法，乳汁是越吸越多，越吸就越分泌。随着日龄的增加，大约1周后母乳会越来越充足，渐渐就可以过渡到定时哺喂了，如2～3小时喂一次。

■ 避免乳头错觉。产后最初几天乳汁较少，但出生头几天的宝宝需要量也少，所以一般来说，不需要也最好不要喂配方奶。因为奶嘴易使婴儿产生"乳头错觉"，习惯于奶嘴就会拒绝吸吮妈妈的奶头，甚至导致母乳喂养失败。

■ 催乳膳食。要保证母乳充足，乳母膳食营养也很重要，可相对多喝一些清蒸鱼汤、七星猪蹄汤等，多食营养丰富易消化吸收的食品，有助于催乳，新妈咪可参考前面介绍过的催乳经验方。

■ 哺乳期要保持心情愉悦，保证充足的睡眠，这是乳汁充足的精神营养。有的女性担心乳房下垂影响美观，有的母亲担心喂奶后身体变形。其实，这种担心是没有依据的。乳房下垂与乳房本身的形态和韧带松弛有关，与哺乳无关，有些女性从未哺乳，乳房却下垂得很明显。另外，哺乳期也应采取一些预防韧带松弛的措施，可带大小合适的文胸，将乳房托起，以免因韧带松弛而导致乳房下垂。

■ 遇到困惑及时咨询。新妈咪在哺乳期间可能会遇到许多困惑的问题，如果因此停止喂母乳是非常可惜的，而且是终生遗憾的事。例如怀疑乳腺炎，有点轻微感冒，孩子爱哭闹疑心是奶不够吃，还有的担心哺乳会使体形发胖等。其实，咨询一下保健医生或有经验的人就有助于问题的解决。至于发胖的问题，新妈咪应知道，哺乳只会使自身更加结实苗条，产后肥胖与营养过度、活动过少、缺乏及时锻炼有关。经常哺喂孩子，不仅是一种锻炼，而且可以消耗能量，减少脂肪堆积，从而起到瘦身健美的效果。而且哺乳会使产妇的生殖系统很快恢复如初，如果能及早开始做产后恢复操，就会更快恢复到生前状态。

■ 坚持母乳喂养还与家庭的支持与帮助分不开。作为丈夫应多分担家务，帮助照料孩子，并且要体贴理解妻子，鼓励妻子坚持母乳喂养。

新生儿常见生理现象

新生儿体温调节的特点决定了新生儿既怕冷也怕热。因为新生儿体表面积相对较大，皮下脂肪层薄，血管丰富，汗腺发育不成熟，体温调节中枢不完善。所以新生儿的保暖功能和出汗散热功能都很差，体温不稳定，尤其是早产儿、小胎龄儿、窒息儿及所有高危新生儿。如果保暖不够，新生儿会表现为嘴周围及四肢发青、不吃奶及体温不升，测体温常在35℃以下，甚至出现硬肿症、代谢失调等症状，严重者会危及生命；相反，如果过分捂，新生儿由于散热功能差，容易发热，甚至会高热抽搐。因此，对新生儿既要注意保暖，又不能过分捂。

**新生儿
脱水热**

部分新生儿在出生2～3天后突然发热，甚至体温高达38℃～39℃，持续数小时至1～2天。发热期间，小儿一般状况良好，个别情况下，热度高，持续时间长，会有烦躁、口渴、不安、尿少等症状，这种现象叫作"新生儿脱水热"。发生脱水热时需要给宝宝补充液体，必要时给镇静剂以防高热惊厥。多数发热轻，无须特殊治疗，更无须用抗生素。要打开包被，洗温水澡，喂些白开水，就会自然退热。新生儿期不能使用退热药，更不能越发热越捂，否则会致小儿高热惊厥。

**生理性黄疸
与病理性
黄疸的分辨**

新生儿出生后2～3天会出现皮肤、黏膜和眼球的巩膜发黄。最初限于面部，4～5天黄疸程度达到高峰，躯干四肢近端可见，7～10天开始减轻并逐渐消退。在黄疸出现的同时，新生儿一般情况良好，精神佳，吃奶香，且大便呈黄色，这种现象叫新生儿黄疸，它是由于新生儿胆红素代谢障碍引起，对新生儿健康无损害，无须特殊治疗。如发现黄疸出现得过早、发展过快、程度过重或消退后又出现或持续不退，并有加重趋势，在黄疸出现的同时，小儿精神欠佳，吃奶不香，大便色白，则属于异常情况，应当马上看医生，并及时治疗。

"月经"和"白带"

有些女婴的父母可能会发现，刚出生的女婴就出现了阴道流血，有时还有白色分泌物自阴道口流出。这是怎么回事呢？这是由于胎儿在母体内受到雌激素的影响，使新生儿的阴道上皮增生，阴道分泌物增多，还可使子宫内膜增生。胎儿娩出后，雌激素水平下降，子宫内膜脱落，阴道就会流出少量血性分泌物和白色分泌物，这种情况一般发生在出生后3~7天，持续1周左右。无论是"假月经"还是"白带"，都属于正常生理现象。父母不必惊慌失措，也不需任何治疗。

新生儿皮肤色斑的辨别

（1）青斑

多见于小儿骶尾部、臀部、手、足、小腿等部位有青斑，呈蓝灰色，形状大小不一，不高出皮肤，无不适。这是皮下色素堆积的结果，又称胎斑或胎记，不需要治疗，一般5~6岁时可消失。

（2）红斑

为云状红色痣，又称毛细血管瘤。常见于眼睑、前额及颈后部，这是接近皮肤表面的微血管扩张所致，多数在1岁左右会消失。

（3）草莓状痣

表面似草莓状不平，医学上称为草莓状血管瘤。出生后6个月内可长得很大，之后颜色会渐渐变浅，大约到3岁时消失，如未消失，可予以治疗。不主张在新生儿期进行手术切除治疗。

新生儿有时突然出现皮肤红色丘疹，有的丘疹周围有红晕，出疹的同时新生儿一般情况良好，精神佳，吃奶好，如不发烧，多在1～2天不治自消。这就是新生儿毒性红斑，是一种过敏性的生理现象。因为新生儿皮肤娇嫩，皮下血管丰富，角质层发育不完善，当胎儿脱离母体后，便从浸泡于羊水中来到干燥的环境，受到空气、衣物、洗澡用品等物的刺激，皮肤便会出现这种玫瑰色红疹，可以说是适应环境变迁的生理反应。为尽可能地防止新生儿毒性红斑，新生儿用品应以柔软、清洁、刺激性小为宜。

新生儿溢乳的家庭护理

新生儿在吃奶后常会出现吐奶，好像是吃多了，多余的奶从口里流出。若新生儿一般情况良好，吐奶时没有痛苦表现，这种吐奶医学上叫溢乳。溢乳主要与新生儿的消化器官尚未发育完善有关。在新生儿期，胃容积小，肌壁薄弱，胃的上口松弛，下口较紧，而且胃呈水平位，这些都是引起吐奶的因素。溢乳在新生儿期很常见，对新生儿成长无影响，只要在喂奶后拍拍婴儿背部，然后采取头高位侧卧，保持安静，防止吐奶时乳汁吸入呼吸道即可。

如果新生儿吃奶后吐奶剧烈、频繁，吐出物不正常，伴小儿精神差、不愿吃奶、腹胀、大便不正常及体温不升等，要及早就医。

睾丸鞘膜积液的辨别

有些男婴出生后，两侧睾丸一大一小，或两侧睾丸都较一般男婴的大，摸上去较硬，用手电筒照时透亮，这就是睾丸鞘膜积液，俗称"水蛋"。液体在睾丸周围，与腹腔不相通，称非交通性睾丸鞘膜积液。如果液体与腹腔相通，也就是说，婴儿立起时阴囊增大，平卧时阴囊缩小，这种情况为交通性睾丸鞘膜积液。如果在睾丸上方又有一个单独的囊肿，那就是精索鞘膜积液。

新生儿期大多数为非交通性睾丸鞘膜积液，多在1岁左右自然吸收。如果两岁后仍没有自然吸收，甚至增大，则需要治疗。何时及采用何种方法治疗，需要由小儿外科医生决定。

腹股沟斜疝的辨别

有些男婴出生后阴囊内可摸到囊性包块，这种包块时大时小，摸上去柔软有气体感觉，小儿哭闹或腹压增加时包块增大，平卧或臀高头低位时包块减小，甚至消失，这就是腹股沟斜疝，俗称"气蛋"。腹股沟斜疝与新生儿腹股沟管尚未发育完善有关。在婴儿用腹压时，部分肠管通过腹股沟管进入阴囊。"气蛋"忽大忽小或可以完全还纳到腹腔的婴儿，不一定马上进行手术治疗。但是，如果"气蛋"不能还纳入腹腔时，手摸上去很硬或婴儿伴有疼痛时，常常提示有肠管嵌顿，也就是说，肠管卡在腹股沟管里了。在这种情况下，肠管不能自由活动，卡得时间长了，由于血液供应受阻，肠管则会发生坏死。遇到这种情况，需要马上就诊及治疗。

脐疝的发生与处理

不少婴儿肚脐往外凸，随着婴儿用力及腹压增加，如咳嗽、用力解大便、哭闹等，凸出部分会随之增大，以手压迫凸起部位，有咕噜噜的声音，这就是脐疝。随着婴儿的成长，腹直肌进一步发育，肌力加强，脐疝多在1岁内自然消失，一般不需治疗。如果越来越大，而且脐疝内容物（多数为肠管）不能还纳到腹腔，或脐疝囊壁与内脏有粘连，则应尽早就诊，及时治疗。

过去有人主张用硬币加压包扎，或以胶布粘贴，这些处理方法常常效果甚差，而且影响脐部发育，或引起胶布过敏，不主张使用。

需要注意的是，小儿脐疝应与脐膨出区分开，后者为脐周先天缺陷所致，使部分腹腔内脏脱出体外，如覆盖在内脏表面的腹膜破裂，则发生腹腔内脏外翻。所以，对脐膨出要及时手术治疗，不过脐膨出相对很少见。

脐茸的判断与处理

如果脐带脱落后局部总是潮湿的，有渗出物，仔细看可见局部有柔软、粉红色或红色肉芽，肉芽呈米粒或绿豆大小，表面有组织液，有时有脓液，这就是脐肉芽肿，又叫脐茸。脐肉芽肿发生是脐断端受细菌感染，发生慢性炎症刺激的结果。遇到这种情况，要及时就诊。过去采用1%的硝酸银溶液灼烧，现在采用肉芽切除术，清除后，家长仍要注意局部清洁干燥，如果仍然有液体渗出，可能是肉芽没有清除干净，或新长出肉芽，要继续看医生。

宝宝鹅口疮的判断与处理

新生儿鹅口疮由白色念珠菌感染引起，表现为婴儿口腔黏膜上有白色乳凝状物附着于口腔两侧颊黏膜、舌及上腭表面，不易擦掉，擦掉后局部形成红色浅表溃疡面。如未及时治疗，病变范围扩大可延伸到咽喉甚至呼吸道，这就是新生儿鹅口疮。

引起新生儿鹅口疮的原因包括滥用抗生素、宝宝体弱、营养不良，或母亲有生殖道念珠菌感染（孕期或分娩时感染新生儿），而消化不良的婴儿更容易发生新生儿鹅口疮。

预防新生儿鹅口疮的方法包括严格消毒奶具、护理婴儿要注意卫生和避免滥用及长期应用抗生素。

另外，由于母乳中存在抗感染因子，因此吃母乳的婴儿鹅口疮发生率低，采用母乳喂养也有助于预防新生儿鹅口疮。

在新生儿的皮肤皱褶处，如颈部、腋下及大腿根部，常常可见大小不等的脓疱，脓疱周围皮肤微红，疱内含有透明或混浊液体。脓疱破溃后液体流出，会留下像灼伤一样的痕迹，这就是脓疱病。脓疱病的病原体是金黄色葡萄球菌或溶血性链球菌，这些细菌可存在于健康人的体表，但不发病。新生儿由于皮肤柔嫩、角质层薄、抗病力弱、皮脂腺分泌多，如果不注意皮肤清洁，皱褶处通气不好，加上新生儿哭闹时常将脓疱擦破，引起化脓，严重时还可引起败血症。

新生儿脓疱病关键在于预防，应勤洗澡、勤更衣，衣服要柔软，吸湿性和透气良好。注意皮肤护理，一旦发现1～2个脓疱，及时以75％的酒精液局部消毒。用棉签擦破脓疱，排出脓汁，干燥后即愈。脓疱较多，伴有发烧、吃奶不香、精神不佳的婴儿，一定要及时就诊，并使用抗生素治疗。

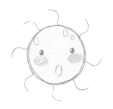

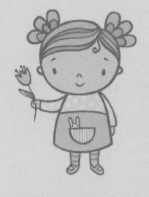